謹以此書獻與我摯愛的家人與信仰　我的一切源於他們

疼痛迷宮

給勇者們的攻略指南

林俊杰 著

溯源顧問工作室 2021

致謝

　　這並不是一本受到主流市場青睞的書，在投稿出版的過程中，舉步維艱、窒礙難行，實在令人心生放棄之念，但每每看到擱置在電腦裡的資料時，我常為此惋惜。懸念之際，我想到了演化學告訴我的事：「演化，不會出現在承平時期，而是在艱困時刻，成長伴隨痛苦⋯」因此，與其抱憾而終，不如奮力一搏，於是開始了一趟「自製」的旅程⋯

　　俗話說：隔行如隔山。從熟悉的醫療專業，跨到完全陌生的出版領域，有如猿猴被迫離開森林，朝向未知的莽原。天擇使然，古人類發展出活躍的額葉，幫助他們在面對困境時，能以合作代替競爭，同樣特質體現在我的製書歷程。在此，感謝「出版的內容實驗室」的 Robert 毫不保留地將書的製作細節告訴我，以及羅昌仁老師、黃宏正先生無償且細心地幫我進行內文審校，還有邵曼惠老師適宜地給予我寶貴的回饋。沒有他們的協助，這本書恐將石沉大海⋯

　　單靠文字，難以完整傳述聽聞、見解與想像，在無法現身解說的情況下，圖畫肯定是最好的媒介。最早的石壁畫作，來自於古人類想將他們的狩獵技巧、獵場位置、動物特性⋯等知識傳承下一代所創作的，爾後才有各種深邃的藝術表達形式。在此，感謝手繪師 陳于安及其團隊的努力，在反覆琢磨之下，總算讓人物

的動作形貌，生動如實地呈現出來，雖然無法完整精細「復刻」解剖構造，但作為概念示意，已臻完美。

　　人體之所以能雙足直立、行走或奔跑，其身內蘊含許多不為人知的努力。一本書，同樣如此，我們往往把注意力放在圖文，畢竟這是重點核心。然而，有時未被看見的細節，卻會默默影響整體感受。在此，感謝美術編輯 傅柏鈞的付出，除了不厭其煩接受我的意見外，更從中給予專業的建議。本書在他富有巧思、細心體貼的編排下，造就圖文整合、文字韻味、空間比例有了最佳的融合，讓閱讀成了一件賞心悅目的事！

　　最後，感謝「身體」與「環境」這兩位朋友，願意向我敞開心扉並透露始末，讓我能在晦暗之中追尋軌跡，從而描繪他們的本質，拼湊他們的真相。本書的誕生，緣於他們不停歇的演出！

自序《那個聲音》

我實在沒有凌駕它的力量。恐怕，追尋到末了，沒
有死亡也沒有勝利；無歌可頌；了無完結…

《地海》

　　十多年前，我畢業於中山醫學大學物理治療學系。離開學校
後，我曾在骨科、復健科診所服務約兩年，所從事的工作就是現
在人們熟悉的復健治療，內容不外乎就是操作許多復健儀器，像
是電療、熱敷、牽引…等，只是每天看著無數痠痛者前來就醫，
心中不由得納悶、苦思：

　　　　　　" 痠痛的本質是什麼？"

　　有趣的是，當一個環境待久了，你一定會開始聽進某些「聲
音」。對我而言，大概就是患者的怨懟…

　　　　　　為什麼不會好？

　　　　　　為什麼一直痛？

　　　　　　為什麼痛不完？

　　如實的聲音，在我的腦海裡，可說是餘音繚繞啊！但做為只
能操作電療儀器的治療師，我如脫罪般地將一切的無能，歸咎給
「毫無作為」的復健儀器，同時將所有希望寄託在物理治療技術系
統中的徒手治療。

爲了透徹瞭解人體痠痛問題，我投入大量的資源與不再復返的青春，跟隨國內外的專家，努力鑽研治療技藝。那時只有一個霸氣的初衷：我要解決問題！

　　在完整學習了徒手治療技術後，心中更加篤定，單靠儀器治療的方式，對患者痠痛的改善是有限。於是我帶著幾乎沸騰的鮮血、懷著捨我其誰的壯志，在 2009 年設置屬於自己的治療所，並寄望徒手技藝在病症處置上，不只要有效，還要能「完全根治」。

　　我不可能一下子成爲大師，卽使學會老師們教授的治療技術，仍有妖魔鬼怪般的病理問題不斷地挑戰我的技藝、消磨我的心智。這時，伴著我的是前輩直授的心法：病人就是老師，工夫就是時間！

　　學習沒有捷徑，在時間淬鍊下，我開始對各類病症有相當程度的理解，也能有效處理痠痛。信心使然，我自認爲：我應該稱得上能獨當一面的物理治療師！但穿透般的聲音依舊懸宕…

　　　　　　還會痛…
　　　　　　還沒好…
　　　　　　還有些…

　　惆悵的聲音，反映著他們內在的渴望，想要再次「完好如初」。這不禁促使我想盡辦法，再次思索究竟還有什麼問題沒被解決？我不斷地鑽研最先進的技術，引進高級昂貴的設備，欲使治療技

術不侷限於治療者的雙手，讓病症的處置更加全面。這時，驅使我的已非單純信念，轉而是一種執念：要做就要做到最頂尖、不計代價，因為我渴求成為人類史上「完勝疼痛」的治療師。

經過數年的奮鬥，約莫 2016 年左右，我取得別人眼中的成功。雖然稱不上檯面上的功名，但在地方上也算有丁點聲量…這樣的我，成功了嗎？未停歇的聲音，給了我答案…

偶而會再痛…

久久痛一下…

好了又再痛…

事實是殘酷的，現實是不堪的，我未能抵達完全根治的理想鄉，頂多只是減輕痠痛、延緩時間、降低次數罷了！就在惆悵苦悶之際，一句西方古諺，油然而生…

" 要跳高，必須先蹲下；要往前，必須先後退。"

一再被「痠痛大魔王」擊倒的我，必須回到起點，再次思考：痠痛的本質，究竟是什麼？其實我們都知道痠痛只是一種「結果、現象」，而非「原因、起源」。治療技巧再完美，也只能處置結果、現象，卻無法抑止原因、起源。那麼人體容易痠痛的原因、起源又是什麼呢？

「現代人類」經過 20 萬年的天擇洗禮，演化適應成如今這副模樣，帶著優勢也伴隨缺陷。其優勢，讓人類得以生存並延續物

種；而缺陷，則讓人體存在諸多的結構弱點，這是我們容易痠痛的先天原因。

單只是先天缺陷，還不足於教人絕望！思考生物的一切，不光在生物本身，也包含生存環境。不同的生物，在不同環境下，為了生存適應必須發展特定的行為模式。然而，人類不只發展特定的行為模式與固定習慣，甚至還形成文化。人類的文化在歷經了採集狩獵、農業、工業、資訊時代之後，我們的行為習慣早已產生巨幅的變革。只是為了適應後天環境所發展出的行為習慣，其實不利於我們的身體結構，這是我們容易痠痛的後天原因。

正如 Daniel E. Lieberman 在其著作《從叢林到文明，人類身體的演化和疾病的產生》中所提：

> "…文化變革，雖非生物上的演化形式，因為我們不會直接把失調疾病遺傳給下一代，但我們卻會把引發疾病的環境和行為給遺傳下去，這就是文化演化的形式。"

綜觀臨床數據，至少八成以上的痠痛問題都與先天人體結構或後天環境行為有關。然而要探究這兩大主題，實在過於龐大，也是沉重，宛若一本無趣的人體操作手冊，但若我們不去了解「生而為人」的自己，不去覺察「養成行為」的環境，我們又怎能擺脫痠痛的原罪呢？

我仍會想傾聽你的聲音，但這一次，請你聽聽我的聲音，我想傳達的只是…

<blockquote>
" 你身體的聲音 "
</blockquote>

　　最後，我引用塞吉・金恩博士的一段話，作為本書的宗旨，自勉也互勉：

> " 不要把能夠幫助別人、治療別人的知識當成祕密來守住，而是應促使大家理解這份知識，並加以利用。濫用會在無知中滋長。因此，當每個人知道得越多，濫用這份知識的誘惑和機會就越少。知識的神聖，不在於保留給少數人，而在於讓大眾取得。比起被藏住的，傳播開來的知識具有更大的力量。"

蟄伏

開始，也從未開始。失去，未見得失去。
掌控，似是能掌控。活著，卻不算活著。
生命的開端，我是誰⋯

第一章 旅程召喚

CHAPTER
ONE

《生而為人》
一切還不算太晚

通往悲劇的旅途上，還有另一條走廊…

《Neil deGrasse Tyson》

進入正文前，讓我先來分享「這本書」究竟是怎麼被構思的…

坊間中，關於保健的書籍，端看數量，琳琅滿目；論其內容，透徹詳盡。這可真是一個知識爆炸的時代啊！相較過往，知識的取得，不只輕鬆容易，也豐富多元。難怪有人說：「資訊普及的現代，秘密不再是秘密，資訊落差會變小，專業也會逐漸式微…」，尤其在網路的推波助瀾下，各類怪奇的資訊，你都可在社群媒體上透過第三者的提問或分享，滿足你的渴望與好奇。面對如此環境，陳列架上是否需要我的這本書？

關於這個問題，我曾認真思考過一段時間，畢竟寫作這件事，茲事體大、曠日廢時。或許有如娥蘇拉在《地海巫師》中所寫道：

" 別因一件事似乎是好事而去做，只做你必須做的。 "

在找不到寫作的眞正理由與強烈動機下，我只能將寫作的想法擱置在我內心深處，繼續埋首於物理治療的臨床，日復一日又一日。請容許我先岔開話題…

話說，物理治療師在臨床的職稱，實在頗有趣的。有些人稱呼我們爲治療師或復健師，但其實更多人是敬稱我們爲「老師」，尤其當我還是實習生時，患者們就直稱我們爲老師，實在是讓我受寵若驚！直到實習結束，我恍然大悟，原來身爲一位物理治療師，我們不只要想盡辦法解決患者的痠痛，還要仔細回答患者們的疑惑，最後更要認眞教導他們各種預防與保健的方法，這就是患者稱呼我們爲老師的緣由！

拉回話題，就在日以繼夜工作的某一天，我大腦裡的燈泡突然亮了起來，其散發出的光芒，讓我看見了一直不以爲意卻又頻繁相似的癥結，也就是患者們共有的疑惑：

爲啥會發生？

如何才會好？

該怎麼避免？

然而要回答上述問題，我們就必須先知道問題在哪？若根據過去的醫學教育或臨床經驗，我們可能直覺地將痠痛的根源，歸因在年齡因素（老化、退化）、職業特性（勞損、職業病）、意外傷害（扭

傷、挫傷)…等。只是當我實際去評估分析大量不同的案例時，所觸及的真相令我訝異不已，因為許多病因與我們過去的認知迥然有別。舉例來說：

1.足底筋膜炎

過去我們認為足底筋膜炎容易好發在年長者、久站、運動過量的人身上，但實際臨床卻有不少年輕人、久坐、不運動的人，同樣有足底筋膜炎的困擾。這是為什麼呢？

2.腕隧道症候群（滑鼠手）

過去我們認為腕隧道症候群，是電腦族、作業員要面對的職業傷害。但臨床卻有一些尚未步入職場、不使用電腦的青少年，同樣有腕隧道症候群的困擾。這是為什麼呢？

3.背痛（脊骨病痛）

根據世界衛生組織的統計，不分人種、男女與老少，全世界約有 80% 的人都曾有過背痛經歷，而這當中又有 80% 的人，一輩子都遭受背痛困擾。這又是為什麼呢？

我不斷思索著：

" 人體結構，難不成有天生弱點？ "

令我驚訝的還不只如此，我的臨床資歷已有十年以上，雖稱不上老資深，但也見多識廣。我在 2004 年左右進入臨床實習，那時復健科的患者清一色都是中老年人，偶爾會看到青少年、小

孩出現。兩者的差異在於中老年人的痠痛常是工作勞損、老化退化所造成的，而青少年、小孩多以意外傷害爲主。當時，診間偶有一些趣味的情境，就是人數衆多的老長輩會揶揄「勢單力薄」的年輕人，開玩笑地說：「這麼年輕就來復健科報到，以後老了要怎麼辦啊？」

2009 年再次回到臨床服務時，我已嗅到「時代變了、環境不同了」，因爲痠痛求診的年齡層逐漸下修。以往是進入職場 3-5 年的族群才有的痠痛困擾，現在已慢慢出現在一些大學生身上；爾後不久，少數的國、高中生也加入戰局；偶然之間，更穿插幾個國小生。換言之，這些非意外傷害導致的痠痛族群逐漸年輕化，難不成現代年輕人都成了「奧少年 (身體不堪的年輕人)」？

我再次深深思索著：

> " 這些年，環境發生了什麼事⋯
> 爲何痠痛被加速促成呢？ "

針對上述這兩個問題，我早有大致想法，但總覺得缺少決定性的論述。因此，一直擱置在推測階段，而不敢妄下定論。約莫在幾年前，我的同學，康富傑 (康富物理治療所院長)，是位可靠、專業又優秀的物理治療師，在與我切磋之中贈予我一本書，也就是丹尼爾教授的經典著作《從叢林到文明，人類身體的演化和疾病的產生》。我這位可愛又風趣的同學，用堅定的眼神注視我，認眞地說：「俊杰⋯這本書一定對你有幫助！」因爲這本書驗證了他

的想法，當時他用了一句簡短有力的話來表達他對痠痛的看法，著實讓我印象深刻。這句話是：

" 先天不良，後天失調。"

先天，就是人體演化至今的「身體結構」；後天，就是我們所生所長的「文明環境」。這實在與我當時的兩個疑惑有著微妙的契合啊！在拜讀完丹尼爾教授的經典著作後，我終於找到了能填補過去論述不足之處，進而幫助我從推測走向定論。而且我深信這個定論，一定能解釋多數人的共同疑惑：「爲何會痠痛」，並指引多數人一個方向：「如何避免痠痛」。

在找到理由的興奮下，我又再次自問：陳列架上是否需要我的這本書？這時，三個強烈又堅定的動機，出現了…

1. 丹尼爾教授的著作絕對稱得上經典，從他的著作中，你可以知曉人體的演變與環境的變化。只是作爲哈佛人類演化生物學教授，丹尼爾教授著重在演化適應與文化影響，自然較少著墨於病因與病理。恰巧地，我的臨床經驗與醫病學理是可以補足這個區塊，讓人體演化與環境演變這兩大主題，更貼近我們的日常。

2. 在細閱坊間書籍後，我發現多數保健書籍常立論於一個特定主題，比如：關節炎、脊椎病…等，這雖有助於我們深入了解事物的部分特性，但單一面向的探討，有時不利於

我們看清事物的整體樣貌。再者，社群媒體雖有豐富多元的資訊，但常是片段或出於個人見解。在缺少專業論述或佐證下，有時常造成混淆或誤解。因此，若能同時兼具廣度與深度，讓你看見全貌又能知曉來龍去脈，如此這般，是不是更能讓我們與生而為人的自己「合而為一」呢！

3. 人體病症，千奇百怪，不時有新的病症被發現或重新定義。令人意外地，人在肌肉、骨骼、神經等方面的病症，反倒一如既往，沒有太多的新花樣，不過卻有極高的共通性，比如：背痛比例高達 80%、肩痛比例高達 30%、膝痛比例高達 19%。然而，**共通性**的另一層意涵，代表「只要是人」，我們會遭遇的問題，其實相仿雷同。藉此我會將臨床案例、時事趣聞或常見議題，一一嵌入本書並詳細解析。如此一來，我們就能鑑往知來，從過去連結現在，進而找到借鏡或解答！

有了關鍵性的理由與強烈充分的動機後，剩下的就是想法。我想要她是一本什麼樣的書呢？醫學，在過去總是被塑造成高高在上、不可任意攀附的專業。畢竟這是一門嚴謹的科學，是攸關生命的，我們當然不能輕率視之。只是話說回來，醫學講述的對象是誰呢？是人啊！既源自人的一切，就該貼近於人、普及於人，並使人能夠理解與接受。這裡讓我想起老子《道德經》中的一段話：

" 大白若辱，盛德若不足。"

曾有位叫陽子居的人，在旅途中想向老子請教學問與修行，老子在途中長嘆：「我原以為你是個可以琢磨成才的人，但看你這副樣子，沒什麼好說了…」

　　被老子「酸」成這樣的陽子居，當下無法回應，之後他們來到了客棧，陽子居依舊恭敬侍奉老子，等待合適時間，跪行問道：「方才學生想請教老師您，但擔心打擾老師，現在有了空閒，請老師指出我的過錯。」

　　老子說：「你看你，一副態度傲慢，人人疏遠你，深怕與你相處，要知道真正品行清白的人，時時刻刻都不認為自己清白；德行充實的人，要好像有所不足。」

　　陽子居一聽，驚醒回應：「學生謹受教誨。」

　　原來拘泥形式的陽子居，剛到客棧時，旅店的人在客套迎接完後，大家都避而遠之。受老子點化後，陽子居的內心已轉化，並讓自己變得自然而融入於人，大家也開始熱絡靠近他…

　　試想，專業不也該如此嗎？如果每位專家都用艱澀的語言來抬高自己或樹立高牆，如此便成了人人口中「專業的傲慢」，使人退避三分。故此書，我祈望她一定要能平易近人啊！

　　以上就是這本書被「從無到有」創作的理由、動機與想法。身為作者，我盼望你能從書中找到你想要的，哪怕只是一丁點，都賦予我這段創作歷程有了價值與意義。

最後，讓我簡述一下本書的大綱架構：只要誕生於這世上，你的旅行早已啟程，而且是趟無法回頭的旅程，我們姑且將這趟旅程稱爲**勇者之旅**吧！現在我們要來場行前說明會：

1. 主角是誰呢？

抱歉！主角不是你，而是你寶貴的身體！

2. 主角有哪些天賦技能呢？

也許你過目不忘、精通廚藝、能歌善舞…等，也可能目前什麼都還沒學會。不過別擔心，生而爲人的你，早已被賦予基本的生存技能。本書的第二章將帶你了解身體的天賦本能，堪稱一絕的同時，卻也必須付出代價。

3. 主角身處什麼樣的環境呢？

生存環境有時對你的身體有所助益而使你享受其中，有時對你的身體造成傷害並讓你遭受苦痛。因此，認識旅途環境是必要的，很多人就是因爲忽略環境的重要性而搞得自己水土不服。本書的第三章將帶你重新認識我們身處的環境，從中理解環境演變與我們身體之間的利害關係。

4. 主角有哪些旅伴呢？

漫長的旅行總是少不了旅伴。有些旅伴逗趣而讓旅途增添不少樂子，有些旅伴不好相處而讓旅途痛苦萬分。人生這趟旅行，伴你身體左右的旅伴通常不是你能選擇的，這時你得學會如何面對、看待並與之相處。本書的第四章將帶你認識糾纏身體一生的旅伴。

5. 主角有哪些神兵呢？

　　勇者的手中絕對有把能夠克敵制勝的勝利之劍，妥善運用這把神兵，不只可以減少途中的阻礙，還能讓旅行順心自在；若棄之不用或錯誤使用，非但對旅程毫無幫助，甚至還會傷害自身。本書第五章將帶你認識能幫助身體的神兵，不過它是把雙面刃，必須謹慎使用。

　　勇者啊！面對絮絮叨叨的我，你是否開始感到不耐煩呢？不打擾各位了，預祝各位在這趟勇者之旅，披荊斬棘，有所獲益！

勇往直前吧！ 我敬愛的勇者…

試煉

即便不斷挫敗，未見成果，你所做的一切，也並非毫無意義。
唯有如此，我們才能寄託希望於未來，伴隨痛苦歷練的生命，
最終，才有耀眼的光芒…

第二章 成長歷險

CHAPTER
TWO

《雙足直立》
頂天立地的故事

只要人類還在直立，背痛就不會結束。

《Hamilton Hall》

我們先來回想幾個常見的生活情境：

情境一：逛街時，一手拿飲料，一手滑手機。

情境二：爬山時，登高望遠，觀看特定地標或建築。

情境三：爭吵時，坐在椅上的你，立馬「站」起來發言。

情境四：置物時，將行李放置高處，或從高處取下物品。

情境五：踏青時，看到流浪犬，擔心地將小孩抱起來。

上述這些看似稀鬆平常的生活經驗，全是雙足直立為我們帶來的日常好處，主要是解放雙手、拉大視野、增加氣勢、高處取物，還有避開危險。其實自然界的動物同樣會透過雙足直立來達到特定目的，比如：松鼠的站立可解放前肢拿取果實、狐獴的站立可拉大視野警哨戒備、棕熊的站立可增加氣勢威嚇對手、瞪羚

的站立可增加高度取得食物…等，所以雙足直立不是人類獨有的專利，人類的特別之處在於能夠做到**長時間、穩定**的站立，故有別於其他動物。

只是相比於四足支撐，雙足直立既不穩定，也消耗能量，所以多數動物的雙足直立都是短暫性，而非常態性。學者 Carvalho 認爲遠古人類一開始的雙足直立，如同多數動物，是一種短暫性的姿勢適應，目的只是爲了增加高度以便在水果稀少的季節採集高處的水果。[1]

爲何後來會發展出長時間、穩定的雙足站立呢？考據研究顯示，遠古時期曾發生一場長達 1000 萬年左右的氣候變遷，當時森林的面積大量減少而導致食物不足，嚴重影響當時動物們的生存。爲了存活，一些動物被迫離開居住地，向外探索以尋覓資源。Lieberman 教授認爲早期人類就在這個時期發展出行走能力，使之能夠進行廣泛的移動與探索，面對氣候變遷造成的食物短缺。

只是行走的發展，考驗著身體的平衡穩定能力。若沒有好的靜態平衡，更別提動態，所以長時間、穩定的雙足直立只是一個適應過程，一切都是爲了發展雙足行走。

人類是如何辦到長時間、穩定的站立呢？以下就讓我們逐一來檢視：

直立的關鍵1：骨盆

　　既要理解人體，我們就得先認識黑猩猩，因為牠是靈長類在演化道路上最接近人類的動物，彼此的基因相似度高達99%，是人類的近親。人類可以做到長時間、穩定的站立，為何黑猩猩沒有辦法呢？Lieberman認為其中一個關鍵就在骨盆，黑猩猩骨盆中的髖骨，前後窄短、左右薄長，像是可麗餅，所構成的支撐面窄小，故不利於直立時的平穩；相較下，人類骨盆中的的髖骨，前後勻稱、左右均勻，宛若托盤，所構成的支撐面寬大，故有助於直立時的平穩。

　　這裡先來解釋**支撐面**，又稱支撐基底面積（base of support），指的是物體接觸地面時所構築的區域面積，比如：當我們雙腳站立時，兩個腳掌構築的區域範圍就是支撐面。當物體的重心越接近支撐面的中央位置，就越能維持平衡；反之，遠離則易失衡。因此，支撐面越大，越有利於維持平衡，就像疊羅漢時，底層的人越多，就容易向上堆排。

　　除了上述的髖骨之外，人類與黑猩猩的骨盆，還有個差異就是骨盆上口（又稱入口）的面向，黑猩猩的骨盆上口朝前，容易讓軀幹重心遠離支撐面，以致站立時需費力維持平衡；相較下，人類的骨盆上口朝上，接近水平，讓身體重心能維持在支撐面中，故能在站立時輕鬆地維持平衡。

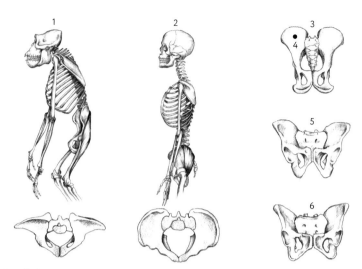

骨盆的發展差異：1. 黑猩猩的骨盆（上：側視，下：前視）；2. 人類的骨盆；3. 黑猩猩的骨盆（前視）；4. 髖骨；5. 人類男性；6. 人類女性。

　　如果你仍難以想像的話，不妨到夜市吃一次蒙古烤肉。蒙古烤肉的規則就是老闆會給你一個小盤子，然後任你裝盛食材，能裝盛多少就讓你拿取多少，完全無限制。話說，我第一次吃蒙古烤肉時，既沒本事也沒技巧，裝盛時只用力將盤裡的菜「壓得扁扁的」，再往上堆疊，自認為這樣應該可以盛裝比較多。但往上推疊的高度有限，只要到了一定高度後就會倒塌；相比下，我的朋友就聰明許多了，他在往上堆疊食材前，有個極為重要的步驟，就是先以大片菜葉鋪底，讓小盤子的底面積間接向四周均勻延伸，接著再水平向上鋪陳食材，宛若金字塔般，高聳而穩固。

　　然而，利害總是相生，發展直立的骨盆也讓我們付出不少代價。在了解付出哪些代價之前，讓我來考考你，請問下列哪一種

動物的後肢（下肢）無法輕易做出橫劈腿（一字馬）呢？①四足哺乳類動物；②猿猴；③人類。答案是哪一個呢？

四足哺乳類動物的前肢不太能外開，但後肢卻意外地擁有相當好的活動度，你可以留意狗、貓在伸懶腰時，牠們的後腿通常可以前後或左右，拉伸很大的範圍；適應樹林的猿猴，同樣可以輕易地橫劈腿，而且不只下肢活動範圍大，連上肢也是；相較前兩者，人類反而不易做出劈腿，這除了與髖關節的特性有關外，另一部分的原因在於骨盆的發展遇到了「魚與熊掌」的兩難。骨盆銜接於上、下半身之間，若要穩固軀幹就要發展穩定度，若要增進移動能力就要發展活動度。

只是穩定度與活動度，如同天秤對立的兩端，活動好就不穩定，穩定好就活動差，難以兼具，只能折衷，以致人類的骨盆沒有靈長類天生的活動度，同時也缺少扎實的穩定度，從中付出的代價就是失去優越的爬樹能力。非但如此，作為穩固軀幹的骨盆，除了必須參與下肢的動作，還得承受活動時產生的衝擊力，一旦骨盆的「活動度 & 穩定度」或「骨骼排列位置」發生異常時，便會導致功能發生障礙。這裡我們必須先來學習兩個重要的觀念：

1. 活動度 & 穩定度

人體每一個關節所擁有的活動度與穩定度，雖不盡相同，但都有適宜合理的範圍。倘若某一關節的活動過多或不穩定，便容易造成軟骨碰撞或組織拉扯；反之，某一關節的

活動不足或受限，除了影響動作功能或組織潤滑外，也會產生代償動作 ▪。比如：肩關節的活動度過大，容易發生肩關節不穩定或半脫位；反之，肩關節的活動度不足，則易造成動作受限或關節攣縮。

2. 骨骼排列位置

人體的骨骼排列，同樣有一個適宜合理的位置。當骨骼「偏離」應在的位置時，臨床稱之偏位、移位、異位、半脫位或走位。一般來說，骨骼排列異常並不會立即產生症狀，但會增加骨骼結構內力並改變軟組織的長度與張力，甚至影響關節的動作軌跡，進而造成組織損傷。

舉例來說：當下頜骨位置異常時，將造成顳顎關節動作軌跡不良，讓咀嚼時發出「喀！喀！」的碰撞聲響。初期，雖不會有疼痛產生，但到了後期，不只會劇痛，有時甚至無法張嘴進食或咀嚼。

上述這兩個重要的觀念，我們會在之後的內容中反覆提及。此處，你可以先有個初步的印象，那就是人體多數的肌肉骨骼病症與「活動度 & 穩定度」或「骨骼排列位置」有關。接著，我們要來看發展直立的骨盆帶來了哪些臨床常見的病症？

▪ 註：代償動作，指的是當身體某部位功能受限時，為了執行或完成原有的動作功能，身體會透過「其他的組織結構」或「改變角度方向」來達成目的。比如：五十肩患者為了抬高受限的肩臂，容易借助「軀幹側傾」來增加抬高角度。

■ 恥骨聯合功能障礙

恥骨聯合功能障礙常見於懷孕女性，根據英國皇家婦產科學院的研究顯示，高達 20% 的懷孕婦女患有恥骨聯合功能障礙，原因在於懷孕期間，因關節活動減少而導致關節攣縮；或是生產分娩時，因賀爾蒙之故，以致關節活動過多。其中，恥骨聯合功能障礙的常見症狀，像是：恥骨前方、腰部、陰部、肛門、大腿周圍⋯等區域疼痛，嚴重時甚至會影響走路。

雖然自然界給了雌性動物諸多的考驗，尤其在生育方面，不過產後的雌性動物也會因賀爾蒙分泌的變化，能發展更多的肌肉而身強體壯。生物學家認為這與撫育後代的演化適應有關，所以「為母則強」，不只在精神意志，連同身體素質也是。

■ 薦髂關節功能障礙

薦髂關節，是由薦椎、髂骨所組成的關節，屬於微動關節，活動度約 3-5 度，此關節體現了骨盆發展的特徵，也就是穩固軀幹，並參與下肢動作。當薦髂關節功能發生障礙時，症狀可能包含有腰痛、下肢症狀、臀部痛、腹股溝、鼠蹊痛、坐姿痛（無法久坐）、動作痛（坐到站、站到坐）、薦髂關節痛⋯等。

值得注意的是，薦髂關節功能障礙在臨床的發生比率高，但常被人給忽略，是許多治療效果不彰的原因。C. Ramírez 等人評估 136 位一般男女中發現，薦髂關節功能障礙的患病率高達

40%；Cohen 等人的研究發現，薦髂關節功能障礙造成的腰痛高達 15% 至 30%。因此，治療腰痛，若只是處置腰部而不檢視薦髂關節，有時恐怕無法有效根治問題。[2,3]

檢視日常，哪些原因可能會造成薦髂關節功能障礙呢？

1.不良姿態

當人體的姿態結構長時間不在正確位置時，將使特定組織拉張變長或緊縮變短，影響組織平衡。其中，常造成薦髂關節負擔的不良姿態，像是斜躺坐、三七步站姿。至於原因爲何，我們會在後文予以說明。

2.不當力學

當身體的使用違反運動規律時，將使特定組織承受過多的拉張力或壓縮力，進而影響結構的內力平衡。其中，下肢頻繁「觸地」的活動特別容易常造成薦髂關節負擔，比如：高處躍下時，壓迫力會「由下向上」傳遞至骨盆。

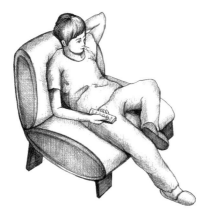

常見的不良姿態「斜躺坐」，配上「髖外展」擺姿。

3.重量因素

常見於肥胖、懷孕婦女、搬重物、單側負重…等，因為軀幹的重量會「由上向下」傳遞至骨盆。

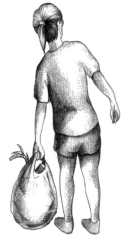

「單側負重」容易造成薦髂關節受力不均。

■ 尾骶骨功能障礙

尾骶骨，又稱尾骨，顧名思義就是尾巴的骨頭，是人類演化過程中的痕跡器官。這裡考考你，請問猩猩有尾巴嗎？

自然界多數動物們都有尾巴，而且牠們的尾巴可不是裝飾品，而是具有許多功能性，比如：松鼠的尾巴可用來平衡與保暖、鳥類的尾巴可控制方向與保持平衡。既然提到尾巴，說不定你已經想到了孔雀，尤其是公孔雀厚重又誇張的尾巴，是有多重的意義。生物演化學家 Petrie 的研究發現，除了定向與平衡外，公孔雀尾巴上的眼點數量與免疫力呈現正相關。有意思的是，一旦將

公孔雀尾巴上的眼點剪掉後，母孔雀就不想理睬這隻公孔雀，所以尾巴是孔雀的生存能力指標，也是牠們彼此間的性魅力。

那麼猩猩呢？我們都知道猴子有尾巴，這是因爲牠們還無法完全脫離樹林生存，仍須藉著尾巴來保持平衡或進行勾抓，但猩猩已經具備陸地生活能力，不再需要尾巴的協助，所以牠們的尾巴如同人類一樣，退化成尾骨。

回頭來看人類，雖然我們的尾骨已成了一個痕跡器官，不過並非毫無功能。Lesley Smallwood Lirette 等人認爲尾骨周圍的肌肉、韌帶、筋膜等組織，可與左右兩側的坐骨形成三角支撐面，故有助於坐姿時的體重分配，同時爲肛門提供空間以減少壓迫。[4]再者，尾骨上附著骨盆底肌肉，這些肌肉群能幫助排便、支撐陰道，甚至有助於行走、奔跑時的穩定，彷彿就像一條隱形的尾巴，巧妙地協助身體支撐與平衡。

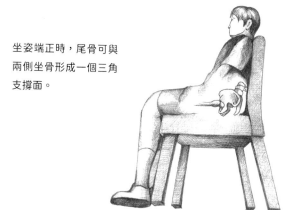

坐姿端正時，尾骨可與兩側坐骨形成一個三角支撐面。

只是尾骨也給人類帶來不少麻煩，臨床上以尾骨痛 (coccydynia) 最爲常見，其症狀包含有尾骨壓迫痛、全身性不適感、特定動作痛 (坐站轉換)、特定習性痛 (排便、性關係)…等。Maigne JY 等人的研究發現，女性的尾骨痛是男性的 5 倍，原因在於女性的髖骨更向外開，以致尾骨受到的保護少，再加上婦女在生育分娩時，胎兒從產道通過時容易造成尾骨受傷。[5,6]

檢視日常生活，還有哪些原因會增加尾骨負擔呢？

1. 不良姿態
某些姿態容易將身體重量集中於尾骨區域，比如：斜躺坐。

2. 不當力學
常見於反覆彈震、衝擊的狀況，比如：行駛於顛簸道路時的彈震、仰臥起坐時沒有軟墊保護…等。尤須注意的是，由於尾骨周圍沒有太多組織保護，萬一跌倒撞擊此處時，輕則造成尾骨痛，重則導致尾骨半脫位、脫位，甚至是相當棘手的馬尾束症候群 (Cauda Equina Syndrom)。

3. 重量因素 — 腰圍
過度肥胖或腰圍過大者，容易因脂肪組織佔據腹部空間，而阻礙骨盆轉動。換言之，腰圍大者更容易傾向斜躺坐。Maigne JY 等人分析了 208 名尾骨痛患者發現，當女性的 BMI 大於 27.4，男性的 BMI 大於 29.4 時，容易有持續性或慢性的尾骨痛。

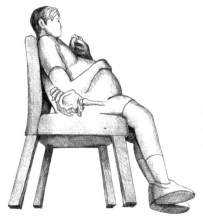

腰圍過大者容易採「斜躺坐」，讓更多重量壓在尾骨上。

臨床趣聞 **跌得漂亮！**

曾有位山友與我分享「跌倒的技巧」。他是這麼說的：

" 跌倒時，千萬不能直接以屁股坐下去，也不要
下意識用手腕支撐，而是要扭轉軀幹，讓側臀受力。"

你覺得這位山友分享的有道理嗎？仔細想想，屁股坐下去容易傷及尾骨，一旦脫位、半脫位，均屬不易治療的病症；再者，以瘦小的手腕撐地，萬一骨折或骨裂，需要漫長的時間來恢復。相較上述，選擇以側臀受力確實理想，因為臀部周圍的肌肉組織相當厚實，利於緩衝外力。只是要有如此的技巧，恐怕是需要訓練的，就像柔道中的「護身倒法」。

直立的關鍵 2：脊椎

　　話說，有個趣味的遊戲，稱做「疊疊樂」。遊戲一開始會先以積木「交錯堆疊」成一棟方正的積木大樓，接著參與者們會輪流拆取大樓結構中的積木，然後再依序向上疊放。在拿取或疊放的過程中，萬一造成積木大樓倒塌，就算輸了。這個遊戲不只考驗手部的動作控制，還包含對結構平衡的理解，因為你必須清楚知道「該拆哪裡、該放哪裡」。如果想增加對手的難度，你可以將拆取的積木向外歪斜放置。萬一對手挑戰成功，就輪到你必須想盡辦法維持積木大樓的力學平衡。

　　某種程度來說，人體的脊椎同樣如此，層層排列堆疊的結構，一旦重心偏離向外時，就要拉回以維持力學平衡，如此才能不傾倒。Lieberman 的研究指出，直立的脊椎有三個重要的演化特徵來幫助椎體向上堆疊，分別如下：

1. S 形曲線

多數的脊椎動物，像是黑猩猩、狗、貓…等，牠們的脊椎形貌呈現 C 形，一旦要採取雙足直立，重心不易維持在支撐面內，因而容易傾倒。人類的脊椎形貌呈現 S 形，分別由「頸胸」與「胸腰」兩段來搭建的。其中，頸胸段可拉回頭顱位置，胸腰段可拉挺軀幹。兩者均有助於將身體的重心維持在支撐面內，是人類可以長時間、穩定站立的關鍵。提到 S 形曲線，自然界也有一種動物採取同樣的策略來達到長時間、穩定的直立，猜猜看是哪種動物呢？

2. 5 節腰椎骨

人類脊椎的第二個演化特徵，就是擁有 5 節的腰椎骨。相較下，猿猴類只有 3-4 節，為何人類的腰椎骨會多出 1 節呢？我們再看一次人類的 S 形脊椎，胸椎與腰椎最大的差別在於「椎節數量」與「形變程度」。其中，腰椎的椎節數量少且形變程度大，這樣的組合容易導致結構內力增加，加重結構負擔。因此，若要在窄小的空間中形變彎曲，又不想產生過多的內力，就得增加椎體數量，這就是人類多 1 節腰椎骨的原因。

3. 楔狀形腰椎骨（男 2、女 3）

人類脊椎的第三個演化特徵，就是 5 節腰椎骨中有 2、3 節呈現楔狀形。我們先來了解什麼是楔狀，你一定知道梯形的模樣，因此你可以暫時把楔狀形當成立體化的梯形（仍有些不同）。楔狀形是建築工法中常見的形狀，通常應用於「嵌合固定」或「改變角度」，日常生活中還有被當成「門擋」。人類的腰椎之所以演化成楔狀形，目的同樣在改變角度，好讓腰椎能在窄小空間中形變彎曲。

建築學中的楔狀體，可用於嵌合固定或改變角度。

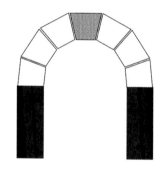

同樣地，一好總是伴著一壞，發展直立的脊椎也讓我們付出不少代價。在了解所付出的代價前，現在請你把身邊所有的硬幣集中起來，然後逐一疊放，挑戰看看，你能堆疊幾個硬幣呢？一般來說，只是堆疊幾十個硬幣是輕鬆容易的。不過當堆疊數量破百之後，情況就完全不同了。這時，每疊放一個硬幣都是令人膽戰心驚，要是手一抖、風一吹，硬幣大樓可能就瞬即崩塌。這要說明什麼呢？也就是當重心的位置越高，施力臂就越長，在相同的作用力下，生成的力矩就越大，故而容易傾倒。

　　人類同此，「直立」代表重心拉高，「雙足」意味支撐面變小，這套「組合餐」讓每個人截至此刻為止，至少都有一次以上的**跌倒**經驗，所以我們堪稱是「地表上最容易跌倒的動物」，甚至是「地表上最容易因跌倒而陣亡的動物」。再者，相較於一體成形的結構，整串脊椎至少有 24 節椎骨相互堆疊，想當然耳，自然容易發生形態變化。

　　關於脊椎形態改變的原因，這裡簡單說明一下：脊椎中，單一椎骨的移動，包含有前彎後仰、左右側彎與左右旋轉，通常因部位的差異而有不同的表現，比如：當我們彎腰取物時，主要的動作是發生在腰椎（椎骨屈曲）；或當我們身體左轉時，主要的動作是發生在胸椎（椎骨左轉）。正常情況下，椎骨發生移動後，只要動作回正，椎骨也會跟著回到原先正確的位置，不過萬一組織失衡（肌肉＆筋膜）或排列不良（骨關節）時，則可能導致特定椎骨活動過多、不足，甚至受限或關節動作軌跡異常⋯等，比如：拱背姿會

讓胸椎骨向前彎，一旦附著其上的肌肉 & 筋膜組織失衡或椎骨間的動作異常，便會造成特定椎骨受限在前彎位置而無法回復。當受限的椎骨越多、受限的程度越大，駝背的程度也就更加明顯。有這層觀念後，我們來看脊椎常有的形態變化與臨床病症：

■ 腰椎前凸

　　即我們常聽到縮腰或蛇腰，指的就是一種腹部前凸的姿態，像似眼鏡蛇的立姿，主要是腰椎骨「受限在後彎位置」或「前彎移動不足」，通常腰椎前凸者在彎腰（坐姿體前彎）時的活動度比較差，或是容易在軀幹後仰時感到背部不適。一般來說，腰椎前凸只是一種形態變化，不至於嚴重影響功能或導致明顯疼痛。但不理想的結構會造成椎骨排列不良與軟組織失衡，間接改變椎骨壓力與軟組織張力，日積月累下，便會衍生出脊椎病，像是椎孔狹窄或椎間盤突出。

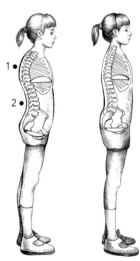

駝背、縮腰是常見的脊椎形變：
1. 駝背 / 拱背 / 胸椎後凸
2. 縮腰 / 腹凸 / 腰椎前凸

檢視我們的日常生活，哪些原因會助長形成腰椎前凸呢？

1.不良姿態

當椎骨長時間不在中立位置時，將使特定組織拉張變長或緊縮變短，進而影響組織平衡。其中，與腰椎前凸有關的不良姿態，像是屈膝靠胸、彎腰靠膝…等。

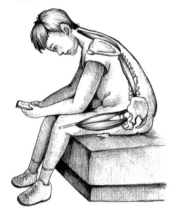

「彎腰靠膝」是造成組織失衡的不良姿態。

這裡解釋一下，爲何「不良姿態」容易造成「形貌變化」？我們可以從骨架的力學平衡、筋膜的張力均衡結構、肌肉的長度平衡等三方面來解釋，此處先以肌肉的觀點來理解。以彎腰靠膝爲例：當我們前彎上半身時，連接**骨盆**與**腰椎**的前方肌群，像是腰大肌或髖屈肌，將因姿勢改變而緊縮變短；相反地，後方肌群，像是腰方肌或髖伸肌，則會拉張變長，以致肌肉的長度不平衡。短時間或許不至於造成影響，只是長期如此，便會改變組織的長度與張力，進而牽動相連結構，形塑出**骨盆前傾**與**腰椎前凸**。簡單的說，就是失衡的組織會拉動骨架，進而影響其形貌。以生活例

子來比擬：當我們在吊掛壁畫時，只有當兩側的繩子等長時，壁畫才能呈現水平；反之，若兩側的繩子不等長，壁畫就會歪斜。

更多內容，請參閱補充資料 1：Neutral Position 的重要性

2. 不當力學

當脊椎的活動違反運動規律時，將使特定組織承受過多的拉張力或壓縮力，進而影響椎骨結構的內力平衡。其中，常與腰椎前凸有關的錯誤力學，像是搬重時，我們容易以腹部前凸頂住重物。

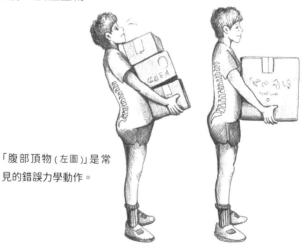

「腹部頂物（左圖）」是常見的錯誤力學動作。

3. 重量因素

這裡指的是脊椎承載的重量，包含懷孕、肥胖、負重…等。當重量超荷時，椎骨容易因壓迫力而影響椎骨結構。

關於重量的影響，我們先來看女性：人類女性為了生育的

第一個演化特徵，就是骨盆的髖骨外開，這項演化特徵容易讓女性臀部的外觀顯大，甚至與 O 形腿、X 形腿、外八腳掌有關。再者，負擔生育的第二個演化特徵，就是楔狀腰椎骨，男性有 2 節，但女性卻有 3 節，這項特徵造就女性的腰部特別彎曲，是容易形成腰椎前凸的原因。

不過話說回來，為何女性的腰需要有更多的彎曲呢？這是因為懷孕時，胎兒的重量會改變女性身體的重心位置而導致平衡變差。為了拉回身體的重心，女性演化發展出比男性更彎曲的腰，所以多了一節楔狀腰椎骨。

回頭來看肥胖，人在肥胖時，尤其是男性，特別容易伴隨腰圍增加，同樣會改變身體的重心位置而導致平衡變差。此時，為了平衡所需，身體容易藉由腰椎前凸來拉回重心。是故，肥胖與懷孕所採取的機制是相仿的，只不過懷孕是可喜之事，但肥胖呢？

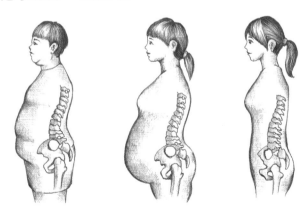

懷孕或肥胖會改變身體的重心位置，進而影響身形。

■ 胸椎後凸

　　即俗稱的駝背、翹龜、蹺痀或曲痀。主要是胸椎骨「受限在前彎位置」或「後彎移動不足」，通常胸椎後凸者容易有肩關節活動的問題，而且頸部後仰時容易感到壓迫不適。胸椎後凸也是一種形態變化，平時不至於影響功能或造成疼痛，但不理想的結構會間接影響椎骨壓力與軟組織張力，長時間下容易導致脊椎病與肩部病症。你可以嘗試以下兩組動作來感受：

　　1.胸背直挺，執行頭部後仰或是大幅度活動肩關節。
　　2.刻意駝背，執行頭部後仰或是大幅度活動肩關節。

　　正常來說，胸背直挺時，頭部後仰比較輕鬆，而且肩關節活動範圍也較大；相較下，刻意駝背時，頭部後仰容易感到壓力，同時也會限縮肩關節的活動範圍。額外一提，「駝背、頸椎病、肩部病」，三者有著非常密切的關係，至於原因爲何，我們會於後文詳細探討。

　　話說，過去認爲駝背是做工、背重物、扛扁擔…等因素造成的，但如今的我們已無須從事苦力，爲何駝背仍有增無減呢？交棒給你來思考！

　　檢視我們的日常生活，哪些原因會助長形成胸椎後凸呢？

1.不良姿態
　　與胸椎後凸有關的不良姿態，像是下巴前伸、拱背。

2.不當力學

與胸椎後凸有關的錯誤力學，像是搬重時，我們容易「拱背扛重」或是「拱背搬重」。

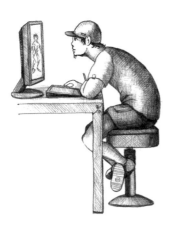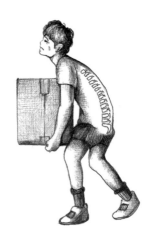

左：「拱背、下巴前凸」是常見的不良姿態。
右：「拱背搬重」是常見的錯誤力學。

3.重量因素

當重量超荷時，身形容易受到壓迫力的影響而發生變化。

你可嘗試以下兩個感受實驗：

a. 揹背包時，身體擺置在駝背姿，感受看看。

b. 揹背包時，身體擺置在中立姿，感受看看。

正常來說，以駝背姿負重，可倚靠更多的被動組織（韌帶、骨關節），並減少肌肉的參與程度，故較輕鬆；相較下，以中立姿負重，肌肉參與多，故較費勁。因此，當身體的負

重越多時，我們越容易傾向以駝背姿來減輕壓力，從這裡我們可以理解爲何「小孩的書包要減重」，以免影響發育。

更多內容，請參閱補充資料 2：關於包包、背包的建議

現象探討 女性的負擔

還記得嗎？我們在上文提到女性因生育演化之故而容易縮腰，那麼駝背呢？不幸地，女性也比男性容易形成駝背。目前研究認為女性容易駝背的原因，可能與肌肉力量或骨質疏鬆有關。但還有兩個因素同樣會促使女性形成駝背，分別如下：

1. 胸部

演化使然，乳房是為了哺乳而發育，但哺乳之外，乳房成了帶有重量的脂肪組織，容易讓上半身重心前移。同樣地，為了平衡所需，身體會藉由胸椎後凸來拉回重心；再者，乳房附著於胸大肌、胸小肌之上，因重量向下牽拉之故，以致附屬肌群容易受到拉張而讓胸廓形成圓肩，間接造成胸椎後凸，故而加劇駝背的形成 。

2. 胸罩

青春期後，因發育之故，女性幾乎整日穿著胸罩，只是胸罩通常有一定的緊度。當穿著時間越長，肩背受到的壓迫力就越多，這時就容易以拱背姿來緩解壓力，如同我們長時間揹重，軀幹就容易拱背。額外一提，有些女性為了方便而將「運動內衣」當成一般內衣來穿，但這並

註：圓肩與駝背之間的關係，我們將於補充資料 15 中探討。

非理想的做法，因為運動內衣為了要在動態中穩定胸部，設計上較為緊繃，整日穿著容易增加肩背壓力。

■ 脊椎側彎

　　脊椎側彎，主要是椎骨「受限在側彎位置」或「側彎移動不足」，不同於駝背或縮腰，一旦形成脊椎側彎，椎骨多數伴有「前彎後仰」或「左右旋轉」的問題。換言之，脊椎側彎是跟著駝背、縮腰與軀幹旋轉一起形成的。

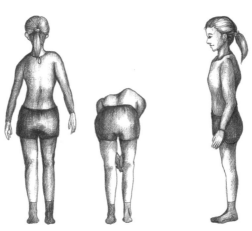

「脊椎側彎」通常伴隨脊椎多方向的形變。

　　為何脊椎側彎如此複雜呢？此處我們必須先了解脊椎的**耦合運動** (Coupled Motion)，也就是脊椎在中立姿時，某一椎骨的旋轉會伴隨此椎節的反向側彎，比如：中立姿時，當椎骨旋轉左邊時，此椎骨同時會向右側彎。如果很難理解的話，你可以嘗試以下兩組動作來感受：

1.站立時將軀幹轉向左側，接著讓腰部「扭向右側」。

2.站立時將軀幹轉向左側，接著讓腰部「扭向左側」。

正常來說，在上述姿態動作下，我們容易將腰部扭向右側；反之，若是要扭向左側，則較緊繃。這要告訴我們什麼呢？也就是說，軀幹側彎，雖非生活中常見的功能性動作，理當側彎活動異常的比例應偏低。但恰巧地，**軀幹旋轉**是日常中極為常見的功能性動作，幾乎生活大小事都與軀幹轉動有關。就在此時，因脊椎耦合運動之故，頻繁旋轉的椎骨自然也容易伴隨側彎。

舉個臨床案例：吳小姐，年約 40 歲，是一位圖書館管理員，工作內容是負責借、還書的輸入登記，因電腦與櫃台位置成 90 度的關係，讓她在使用電腦的同時又要面對民眾時，容易將身體轉向一邊。長年下來，脊椎側彎的程度逐漸嚴重。

有了這些概念後，現在我們來思考兩件事：

1.脊椎哪個部位最容易形成側彎？

2.形成的方向又是如何呢？

一般來說，椎骨越多，形變風險就越高；旋轉越頻繁，側彎就越容易形成。綜合以上特徵，最容易形成側彎的區域莫過於胸椎，加上慣用手之故，以致軀幹大多旋轉左側，所以胸椎凸向右側的比例偏高。從這裡我們可以理解，為何多數成年人都有輕微的側彎，且以胸椎凸向右側為主。

檢視日常生活，哪些原因會助長形成脊椎側彎呢？

1.不良姿態

與脊椎側彎有關的不良姿態，比如：側靠坐、轉身坐…等。
諸多輕鬆卻不良的姿態，若只是 3-5 分鐘短時間，偶一為
之，或許影響不大。不過，若長期如此，恐怕養成一個不
自覺習慣，尤其在現今 3C 盛行的環境中，小孩坐在椅子、
沙發、床上的機會更多、時間更長，所以現代父母們必須
更留心小孩的生活姿態。

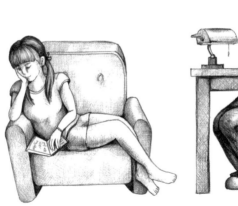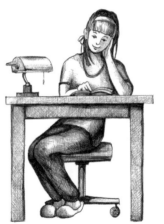

左：「轉身坐」是常見的不良坐姿。
右：「托腮低頭、軀幹側傾、扭轉」是影響孩童發育的常見不良姿態。

2.不當力學

與脊椎側彎有關的錯誤力學，像是卸貨時，多數人習慣固
定下肢，並以軀幹左右轉來搬運貨物。可以的話，讓下肢
跟著一起參與，便可減少脊椎在動作執行上的負擔。

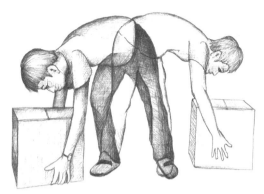

「彎腰轉身」是常見的錯誤力學。

3.重量因素

　　脊椎負載的重量，不只在「前後向」影響駝背或縮腰，也在
「左右向」增加側彎的形成。物理學上，這就是分力的概念。
由於脊椎並非筆直結構，所以脊椎在承受垂直作用力時，
便會產生「前後左右」的分力，進而增加形變的風險。

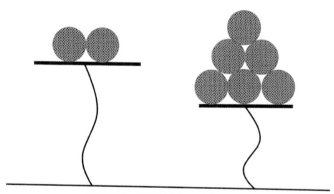

重量越重，形變幅度與風險就越大。

回想一下，搭乘劇烈搖晃的公車，你要如何站得穩呢？通常，我們會採取微彎膝蓋（降低重心）或張開雙腿（增加支撐面）來增加平衡。這是外在可見的方式。除此之外，人體內部也有一套調控平衡的方式，也就是透過「姿態變化」來達到力學平衡，讓重心維持在支撐面。

舉例來說：當你環抱重物時，腹部就容易凸向前；當你肩扛重物時，背部就容易拱背；當你右手提重時，軀幹就容易左傾…等，這些姿態變化都是人體用來抗衡力矩的策略。

反過來說，腰椎若因後天因素受限於「前凸」時，人體為了力學平衡，胸椎就容易形成「後凸」。同樣情形，胸椎若受限於右側彎，腰椎就容易形成左側彎。換言之，不良身形其實是相互伴生，是身體維持力學平衡的聯合策略。因此，若要矯正駝背，不能只在胸椎，還要連同腰椎一起，反之亦然。

■ 椎間盤突出

數年前，極簡生活主義 (Minimalism) 以一種神奇的魔力開始風行，主旨是**少就是好**，只留下生活中真正需要的東西。跟風的我，開始把不需要的東西賣掉、送人或捨棄，這確實讓生活空間變得賞心悅目。此外，還有個特別的心境，就是我不需要費心去看顧保管身邊的物品。藉此觀點延伸，人類比其他靈長類多了 1 節腰椎骨，意味著什麼呢？也就是我們同時多了一節椎間盤與一對神

經根。相對「多」的概念，代表病症風險跟著相對提高，其中臨床最爲人所熟知的就是椎間盤突出與神經根壓迫。

我們先來認識一下椎間盤，它可以協助脊椎動作、支撐與緩衝，其結構外層是富有彈性的纖維環，裏頭是富含水分的髓核。構造像是麻糬，外有 Q 彈餅皮、內有餡料；其特性有如海綿，可吸收或排出水分。

話說，很多人喜歡在早上量身高，並認爲「早上量會比較高」，究竟這是迷信，還是眞的呢？這是眞的！原因就在椎間盤的特性。當我們夜間平躺時，椎間盤不受重量擠壓，會吸水而飽滿；白天活動時，椎間盤則因重量壓擠而脫水扁薄。一來一往，讓早晚身高有了差距，但差異不大，約在 1 公分以內。善用這項特性有助於我們判讀椎間盤的健康狀態，比如：影像檢查中，有厚度的椎間盤，通常代表健康；反之，乾癟的椎間盤，則有老化、退化的趨勢。

既提及椎間盤，這裡必須再頒給人類一個稱號，名爲「地表上最容易椎間盤突出的動物」，因爲結構堆疊，加上重量壓迫，使得我們的椎間盤必須承受比四足脊椎動物更大的壓力[*]，一旦不堪負荷，便會導致椎間盤結構裂損，進而讓內部髓核向外突出，如此就成了我們時有耳聞的椎間盤突出。

---

[*] 註：四足脊椎動物，像是狗或貓，也有椎間盤突出的問題，但發生率低。

雖然椎間盤突出的發生比率高，不過令人意外的是，真正造成嚴重症狀的並沒想像中多。Jo Jordon 等人的研究指出，19-27% 的人在影像檢查中出現椎間盤突出，卻沒有任何症狀；另外，在腰部有症狀的患者中，實際由椎間盤突出造成的只占 1-3%。[7]

　　此處，我們必須清楚知道兩件事：其一，椎間盤突出並不會直接產生症狀，多數症狀是來自於鄰近組織的發炎或沾黏。其二，影像檢查通常無法精確判讀椎間盤突出與症狀的直接關聯性。對此，我們可觀察到兩種臨床常見的現象：

　　1. 影像檢查有明顯的椎間盤突出，但患者毫無症狀。
　　2. 影像檢察沒有椎間盤突出，但患者卻有嚴重的症狀。

　　也就是說，椎間盤突出不一定會產生症狀，脊椎病症也不見得都是椎間盤造成的。那麼萬一不幸地，既檢查出明顯的椎間盤突出，同時又有嚴重的症狀時，該怎麼辦呢？或許我們可以參照一下古人的智慧「急事緩辦」，主要是因為多數的椎間盤突出是可保守癒合恢復。Bozzao 等人針對 69 名腰椎椎間盤突出的患者進行長達 11 個月的追蹤中發現，63% 患者的椎間盤會出現**自然消減**的現象，而且消減體積超過 30% 以上，此現象同樣見於頸、胸椎。[8] 相關研究也證實，椎間盤突出造成的神經根病變症狀，不管是接受保守療法或手術治療，經 6-12 個月後，患者的生活品質與疼痛程度並無顯著差異，而且這段期間的「自然消減」比率高達 35-63%。簡單的說，時間會沖淡一切！

話雖如此，這不代表我們可以輕忽椎間盤帶來的影響。嚴重的椎間盤突出會造成神經受到壓迫，且「突出」的另一層意義，代表椎間盤結構正在退化或老化，可能於不久的將來導致椎間孔狹窄，是造成神經壓迫的常見原因。不管何者，神經一旦受到壓迫，輕則影響生活品質，重則影響身體功能，故須審慎視之。

　　檢視日常生活，哪些原因會加劇椎間盤負擔呢？

1.不良姿態

　　當椎骨長時間不在中立位置時，將改變椎間盤的壓力分布。其中，容易增加椎間盤壓力的不良姿態常見於脊椎彎曲、旋轉的姿態，像是拱背坐、低頭姿…等。尤須注意的是，一旦偏離中立姿的幅度越大、時間越長，椎間盤受到的影響就越多。

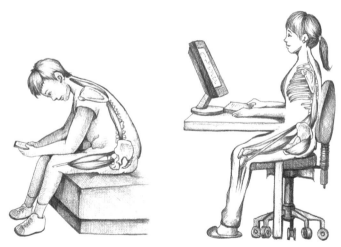

「彎腰拱背」是造成椎間盤壓力不均的不良姿態。

2.不當力學

當脊椎的使用違反運動規律時,將使椎間盤承受不均勻的局部縱壓。其中,容易造成椎間盤受力不均的錯誤動作,主要發生在脊椎彎曲或旋轉,像是彎腰搬重、轉身甩貨⋯等。尤須注意的是,當動作執行的次數越多、強度越大,椎間盤受到的影響就越多。

> 更多內容,請參閱補充資 3:打噴嚏、咳嗽、上大號⋯也是有學問的!

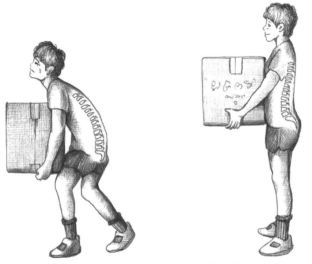

「彎腰搬重」容易造成椎間盤受力不均。

額外一提,受擠壓而移動的椎間盤,通常可在動作結束或姿勢回正時,返回原先所在位置,具有回復性。只是回復性並非永久不變,而是會受到壓力分布、動作次數、結構強度、年齡⋯等因素的影響。

3. 重量因素

脊椎負重帶來的影響就是縱壓增加，加重椎間盤負擔。同樣地，負重越重、負重時間越長，椎間盤受到的影響就越多。根據《Chiropractic & Manual Therapies》2016 年的研究報告指出，肥胖與腰痛、椎間盤退化有關。其中，體重較重者，腰痛治療較無改善效果；反之，治療腰痛同時減重，則可獲得更好的療效。

■ 椎骨骨裂、滑脫

衆所皆知，世界七大奇蹟之一的比薩斜塔，其設計的本意不是創意或刻意，而是在建築工程開始不久後，因地基不均與土層鬆軟，以致結構傾斜，才成爲如今這副模樣。然而，這座斜塔無法恆久屹立不搖，而是會隨時間逐漸傾斜，若不定期進行結構補強，有朝一日，終會倒塌。

這要告訴了我們什麼呢？當力量能「均勻、垂直」作用於物體表面時，物體就不會因受力不均而毀損，或因力矩生成而位移；反之，若力量不均或不垂直，物體就容易受到破壞或產生位移。由此觀點來看，人類的楔狀腰椎骨，所造成的影響在於作用力無法均勻、垂直作用於椎骨上，長期下來所帶來臨床病症，像是壓迫性骨折或椎骨滑脫。

我們先來了解楔狀腰椎骨與壓迫性骨折的關係：想像一下，前寬後窄的楔狀腰椎骨，在執行彎腰動作時，主要的受力位置會

在哪呢？可以想見，力量多數會集中於椎骨前方。如此情形，偶一為之，倒也還好。不幸地，彎腰是我們日常中頻繁常見的功能性動作。受力不均，再加上頻繁反覆，一旦椎骨無法負擔，便會造成壓迫性骨折（骨裂）[註]。因骨折形貌呈現楔形，臨床又稱之楔形骨折 (wedge compression fracture)。想一想，原本前寬後窄的椎骨，被壓成前窄後寬，好似有些諷刺！其實楔狀體若用在嵌合固定，通常可發揮很好的固定效果，只是若用於關節活動，反而容易因受力不均而破壞結構。

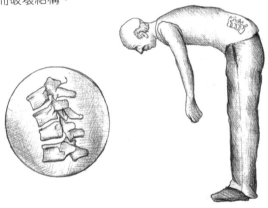

「彎腰」容易造成椎骨前方受到更多的壓迫力。

接著我們再來看楔狀腰椎骨與滑脫的關係：我們知道腰椎的曲線是凸向前的，而「凸向前」的另一層意義，代表椎骨容易被「向前推擠」，當鄰近組織無法穩固脊椎結構時，就會產生位移，一

[註]：初期的壓迫性骨折是沒有症狀，但常伴隨身高變矮（老倒縮）的徵象，倘若身高變矮超過 1.5 公分以上，就應審慎視之。雖然影響身高變化的原因很多，但多數與脊椎特徵有關，比如：脊椎曲線、椎間盤厚度…等，故我們可將身高變化的程度，列作一項脊椎健康的參考指標。

旦位移過多，便會導致脊椎滑脫。再者，楔狀形的「斜度」會讓椎體受到更多的向前分力（斜度大，分力多），故而增加位移趨勢。這也是爲何脊椎滑脫一旦發生時，幾乎都是向前滑脫，且多數發生在腰椎4、5節，正是楔狀腰椎骨的位置。其實前寬後窄的腰椎骨，在生理上是有助於減少椎間盤向後突出，避免脊椎神經受到椎間盤的壓迫。只是用於結構受力上，反而不利於結構穩定。

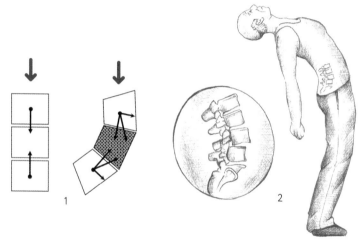

1. 斜度大的物體，所受的分力較多。 2.「後仰」容易造成椎骨向前位移。

檢視我們的日常，哪些原因會加劇上述問題呢？

1. 不良姿態

當椎骨長時間不在中立位置時，將會改變椎骨的相對位置，造成椎骨受力不均或產生位移。其中，「腰部前彎」容易加劇椎骨受力不均，像是臥躺姿；「腰部後仰」容易增加椎骨向前位移，像是趴臥姿。

2. 不當力學

當脊椎的使用違反運動規律時，將使椎骨受力不均或產生位移。其中，「彎腰搬重」容易造成椎骨受力不均，「腹部頂物」容易增加椎骨向前位移。

3. 重量因素

不管來自身體重或是揹負的重量，當重量越重時，椎骨的負擔就越大，進而加重椎骨受力或產生位移。

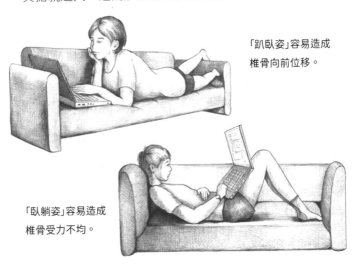

「趴臥姿」容易造成椎骨向前位移。

「臥躺姿」容易造成椎骨受力不均。

好厲害的民俗治療師傅…厲害在哪呢？

臨床待久，不只病症看多，也同享了病患有趣的見聞。其中，有位病患像是在跟我分享好康般，激動地訴說她的經歷…

「治療師，我跟你說，我遇到了一位很厲害的推拿師傅。」

我好奇問：「怎樣厲害？」

「那位師傅不像你那麼麻煩，要做觸診、要做一些『有的沒的』檢查，他光用『看的』就知道。我一說『脖子不好』，他閉眼說道『頸椎 5-7 節』；我一提『腰不好』，他立馬直指『腰椎 4-5 節』。結果跟我在醫院做的檢查一模一樣。你說，厲不厲害？」

自古文人相輕，但知悉科學的人，在任何狀況下，我們都要盡量保持中立客觀。到底這位推拿師傅真有那麼厲害，「光用看的就知道」？

讓我先分享一段有趣的經驗：話說，在某一天狂風暴雨的早晨，讓我們這些前往診所的治療師，個個狼狽不堪，不過也換來整個上午的悠哉清閒，因為沒有任何患者前來就診。沒事歸沒事，久了也無聊。那個年代，沒有智慧型手機、上網費很貴，WIFI 更不普及，實在沒什麼消遣方式。這時，有位同事突發奇想並提議：「我們來歸納病例吧！」

我們當時針對幾個有趣的主題作分類，其中一項就是脊椎的發病位置。上千份的病例不算多，但足以窺見特定的趨勢。在耗掉一個早晨後，我們發現脊椎病的求診者中，以頸、腰為主，而且位置分布在頸椎的 5-7 節與腰椎的 3-5 節。如此的結果，吻合了 Moore 等人的發現，95% 的椎間盤突出症發生在腰椎 4-5 節與薦椎第 1 節之間，其次是頸椎 5-6、6-7 節間，而胸椎僅占 1-2%。[9]

回到一開頭，真的「光用看的就知道」嗎？我想，只要有精

確的科學數據或足夠的臨床經驗，就可以做出信效度高的預測。只不過凡事都有例外，我們還是要按部就班，避免先入為主而誤判情勢。藉此我們來想想，為什麼脊椎病不是平均分布在每一椎節中呢？

除了本章所提的力學原理之外，還有個原因就是「椎骨特性」。脊椎在產生動作時，並不是每個椎骨去平均分配動作角度，而是根據椎骨的形貌特性，而有不同的活動範圍與動作表現，比如：頭部旋轉時，動作主要發生在頸椎 1-2 節，這是因「寰樞關節 (C1、C2)」的形貌所致，如同手指穿戴戒指般，特別適合執行旋轉動作。

如此的特性，讓特定椎骨必須不斷反覆執行生活中常有的功能動作，像是低頭、彎腰…等。然而，越是頻繁反覆的動作，也意味著，椎骨必須承受不斷變化的結構內力，故而容易導致結構疲乏或毀損。其中，頸椎 5-7 節與腰椎 3-5 節，就是脊椎動作的熱門區，自然也成了病症的好發位置。

延伸思考：四足爬行的人

如果我們沒有直立，是否可以免於脊椎病？雖然這是個假設性問題，只是若從脊椎結構或力學角度來分析，答案是肯定的。人類若重返四足爬行，脊椎就能獲得以下好處：

1. 無須搭建 S 形曲線，可減少結構形變。
2. 減少彎伸、旋轉動作，脊椎的活動將變得單純。
3. 降低重心、縮短施力臂，減少力矩的影響。
4. 無須堆疊重量，椎骨與椎間盤可免於壓迫。

因此，有些人開始推行「四足生活運動」，目的在倡導找回過去，並回到原始的猿猴狀態。雖然我可以理解這種運動的想法，但這樣就能回到過去嗎？

直立的關鍵 3：肌肉 & 筋膜

還記得我們上文曾提及的疊疊樂嗎？其技巧在於逼迫對手發生力矩失衡而倒塌，其實人體也宛若疊疊樂，是由許多骨骼的堆疊排列而成的。然而，我們的日常也存在許多「對手」，想盡辦法要逼迫我們發生力學失衡，比如：公車的搖晃、外力的碰撞、颶風的吹襲⋯等。所幸，「人體疊疊樂」是不會輕易倒塌，憑靠的正是肌肉 & 筋膜組織的協助，甚至讓人類能在各種看似失衡的姿勢下，完成不可思議的動作技巧，像是人體國旗飄、月球漫步。

這裡說明一下，為何用「&」這樣的表達方式：首先，肌肉是人體動作的發動機，附著骨骼並牽動關節，能產生動作或維持姿勢，倘若肌肉罷工不幹了，我們瞬即癱軟在地；再者，筋膜在人體內不只作為養分供輸、緩衝外力、連結組織⋯等，更構築了**張力均衡結構**，除了用來維持形貌、協助支撐，還有助於肌肉骨骼系統完成複雜的動作技巧。因此，探討人體的軟組織，不能只有肌肉，還必須包含筋膜，所以我們用「肌肉 & 筋膜」來表達兩者相同的重要性。

更多內容，請參閱補充資料 4：張力均衡結構

人類為了雙足直立的肌肉 & 筋膜經歷了哪些演化適應？

1.分布區域

想像一下，當要以機車來載運貨物時，你會如何使用綁帶來固定貨物呢？若只是單一方向來纏綁是非常不穩的，所以我們至少會使用兩個方向來交叉纏繞，甚至纏綁包覆越多，固定的效果就會越好。類似的情形，也見於人類與四足哺乳類動物之間的差異。宛若綁帶的肌肉 & 筋膜組織，在人類的軀幹上，環繞包覆、對稱均勻；相較下，四足動物的肌肉 & 筋膜組織，主要集中於背部與側腹部，牠們腹部的肌肉相當少，多以脂肪組織為主。如果家中有狗貓，你可以摸摸牠們的腹部，再跟自己的做比較。你會發現，狗貓的腹部相當軟趴趴，但我們的腹部不管有沒有練出腹肌，都會比牠們更加緊實有彈性。額外一提，有種動物也能長時間、穩定站立，而且牠們是人類之外，少數擁有「八塊腹肌」的動物，你猜得出是哪種動物嗎？

不只作為穩固結構的綁帶，環繞包覆的肌肉 & 筋膜還可幫助人體在直立時節能省力。人體直立時的平衡策略，宛若「懸吊系統」，當身體前傾時，後方的肌肉 & 筋膜就會拉住軀幹；當身體後仰時，則改藉由前方肌肉 & 筋膜的幫助。重點來了！當前後左右的張力相互抗衡時，這時人體就可用最省力的方式來維持直立姿。如果你想感受這種相互抗衡的平衡機制，最快速的方式就是閉眼站立 [*]。閉眼站立時，我們的身體會有明顯的搖晃，且當你的肌肉越是放鬆

---

[*] 註：閉眼的目的在於降低視覺訊息的調控。

不出力，搖晃的幅度就會更多一些，但不管如何晃動，身體總能保持站立平衡，這除了與大腦協調有關，也是張力間相互抗衡的表現。

2. 功能特性

綜觀自然界多數動物們，若要生存競爭，至少得具備力量、噸位、速度、爆發力等其中一項條件，如果能同時兼具多項條件，就越能獨霸一方，但唯一的例外就是人類。我們來看看人類的肌肉特性是如何？演化解剖學家 Matthew O' Neill 與研究團隊分析 1923 年至 2014 年的研究數據發現，黑猩猩與人類的肌肉構造是大同小異的，而且黑猩猩的力量只比人類多 1.35 倍，但黑猩猩的爆發力卻是人類菁英的兩倍以上。研究進一步發現，黑猩猩主要發展與爆發力有關的快縮肌，約占 67%；相較下，人類主要發展與耐力有關的慢縮肌，約占 70%。Michael PriceJun 認爲人類在演化道路上，捨棄了爆發力、肌力的發展，換來更持久的耐力，目的是爲了將能量運用在更有優勢的地方，比如：長時間行走。[10] 但不管是人類還是黑猩猩，在四足哺乳類動物面前都相形失色，因爲牠們擁有更多的快縮肌數量，比如：獅子的快縮肌是人類的 3 倍以上。因此，萬一在野外遇到獅子或老虎，找棵樹爬上去比較實在。

由上可知，人類能長時間、穩定的站立，關鍵在於環繞包覆且節能的肌肉 & 筋膜組織，還有高比例的耐力肌。只是如此的

演化發展，也讓我們付出不少代價，最直接的反映就是力量與速度。人類顯然沒有力量，那麼速度呢？人類中的菁英跑者時速約20-22公里，黑猩猩約26公里，家中的貓約48-50公里，獵犬則是65-70公里，野兔可達72公里，馬的時速則來到88公里，所以人類是跑不贏四足哺乳類動物。非但如此，這樣的發展也衍生出不少的臨床問題。為了更清楚知道肌肉 & 筋膜組織帶來的臨床問題，這裡我們必須再學習三個觀念：

1. **單一動作，不只一條作用肌參與。**

   作用肌 (Agonist)，又稱原動肌、主動肌，指的是完成動作的肌肉。人體每個功能動作，通常是由一群肌肉合作完成的，比如：當我們作出低頭動作時，負責的作用肌「頸屈肌群」，包含四條深層肌肉，還有兩條淺層肌肉。

2. **單一動作，需要拮抗肌參與。**

   拮抗肌 (Antagonist)，又稱對抗肌，指的是與作用肌動作相反的肌肉。人體的動作產生，通常伴隨拮抗肌的放鬆或調控。如果對抗肌不放鬆或不調控，動作就費力或不精細，比如：低頭動作的拮抗肌就是「頸伸肌群」，會以離心收縮的方式來調控動作角度。倘若頸伸肌群不幫忙的話，我們在執行低頭動作時，就會如同打瞌睡般，讓頭甩落下來。

3. **肌肉活動時，組織長度不一定會發生變化。**

   一般來說，當作用肌收縮變短時，通常會伴隨對抗肌拉張變長。但在等長收縮時，肌肉活動不會明顯的長度變化。

有了上述觀念後，我們來看現代人常見的痠痛與直立後的肌肉 & 筋膜有何關係呢？我們以頭顱和頸椎為例：頭、頸之間的關係，宛若保齡球與鉛筆的組合。頭顱的重量約是體重的 1/10-1/7，等同是帶有重量保齡球；頸椎的樣貌，形同是一根窄細鉛筆。如此不穩定的組合，帶來了以下狀況：

其一，頸椎的支撐面窄小，容易讓頭顱處在一個不穩定狀態，必須隨時倚靠肌肉在「收縮、拉張」之間來保持頭部的姿勢穩定；其二，當頭顱偏離中立姿時，將使組織長度發生變化，以致組織不平衡，除了影響肌肉表現外，也會阻礙代謝循環，是形成痠痛的常見原因；其三，當頭顱偏離中立姿時，將產生力矩而使肌肉必須額外輸出更多的能量來抗衡，加劇身體的負擔。對此，我們可以得到以下結論：

1.光是維持姿勢就會消耗能量，讓我們感到疲累。
2.姿勢越不良，循環代謝就越差，容易導致痠痛。
3.姿勢越不良，肌肉負擔就越多，容易加劇疲累與痠痛。

以生活為例：直挺站立時，我們會隨著時間經過而逐漸感到疲累，此時若再加上「屈身彎腰」，將加劇疲累感，甚至產生痠痛，而且當彎腰的角度越大或時間越長，疲累或痠痛會變得更明顯。再換個角度思考：當我們端正坐好時，腰背組織仍會受到牽拉而阻礙代謝循環，長時間下來便會導致痠痛，這就是我們「久坐」會腰痠的原因之一。

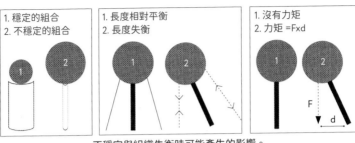

| 1. 穩定的組合 | 1. 長度相對平衡 | 1. 沒有力矩 |
| 2. 不穩定的組合 | 2. 長度失衡 | 2. 力矩 =Fxd |

不穩定與組織失衡時可能產生的影響。

　　理解完上述的觀念與狀況後，緊接著我們來看肌肉 & 筋膜容易造成哪些常見的臨床問題：

■ 肩頸痠痛、腰痠背痛

　　肩頸痠痛，泛指頭顱、頸部、肩臂…等區域痠痛的總稱，是極為常見的臨床病症；腰痠背痛，泛指腰部、背部、臀部…等區域痠痛的總稱，如同肩頸痠痛，只是發生的位置區域不同。這些痠痛的成因多數來自能量代謝與養分供需的異常，臨床上將之歸為**肌筋膜痛症候群** (myofascial pain syndrome)。作為人體痠痛大宗的兩者，各有千秋，但理論上，腰痠背痛的發生率應更勝於肩頸痠痛，只是在 3C 產品的加持下，如今兩者已難分軒輊…

　　這裡我們要特別來談談肩頸痠痛，除了上文所提的張力抗衡外，其實肩頸還負擔了一項極為重要的任務，也就是「穩定視線」。你可以來嘗試以下兩個體驗：

　　1. 輕鬆坐好，閉上雙眼，仔細感覺頭部的動作。
　　2. 專心注視眼前近物（比如：桌上的筆），然後快速搖晃頭部。

基本上，當我們閉上雙眼時，由於減少視覺訊息的調控，我們可以輕易感受到頭部的晃動或搖擺，所以我們的頭部如同身體一樣，存在輕微的擺盪。再者，當我們專心注視眼前的近物時，頭部的晃動會干擾視線對焦。如此干擾，就像是我們在搖晃的車上看書或手機，輕則頭暈不適，重則噁心嘔吐。為了穩定視線，我們肩頸周圍的肌肉會更加出力，以穩定頭顱並保持視線對焦。換言之，只要我們有在「看」東西，肩頸周圍的肌肉就會作功，而且越是專注認真地「盯」，肌肉也會繃得更緊，長時間下來，自然容易因代謝不良而導致痠痛。這裡我們可以理解為何長時間看書（電腦、手機）容易使我們肩頸疲勞，或是為何我們總喜歡躺著滑手機、看小說。

　　檢視日常生活，還有哪些原因會加劇肩頸痠痛呢？

1. 不良姿態

　　當人體組織長時間不在自然位置時，將會產生力矩或造成組織失衡，進而增加肌肉負擔或影響代謝循環。其中，常見的不良姿態，像是低頭、駝背、下巴前伸…等。額外一提，肌肉的周圍環繞穿梭血管、神經與筋膜網絡系統，所以一旦肌肉（長度、緊密度）發生變化，勢必會影響鄰近的組織系統，比如：當肌肉受到拉張或壓迫時，組織將變得緊繃，同時也導致血管管徑變小（血流量下降）、神經張力提高（阻礙神經傳導）、筋膜網絡形變（影響筋膜分布性），而這些改變都與痠痛的發生有關。

2.不當力學

當身體的使用違反運動規律時,將使特定組織承受過多的拉張力或壓縮力,因而增加組織負擔或造成損傷。其中,常見的不當力學,像是動作啟動時以頭部甩動的方式,比如:仰臥起坐、負重起身。

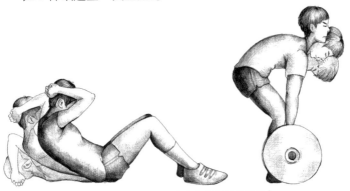

「動作啟動錯誤」容易傷害脊椎與鄰近的組織 ▪。

3.長時姿勢

就算是正確姿勢,只要身體長時間不活動,心臟與肌肉幫浦的活動就會趨緩,間接造成血液的流量、流速下降而影響養分代謝。倘若姿態靜置的時間過久,甚至會影響肌肉 & 筋膜而導致功能發生障礙。回想一下,當你結束工作或運動完後,躺在沙發上一段時間。當要再次起身時,是不是會感到身體有些不靈活,必須稍加活動才能恢復。

> 更多內容,請參閱補充資料 5:中立姿態與交叉症候群

▪註:執行仰臥起坐或負重起身時,除了應避免「頭部甩動」外,也應留意頸部與軀幹的相對位置,不可過度前彎或後仰而遠離脊椎的中立位置。

■ 結節組織

　　環繞全身、勻稱分布的筋膜網絡系統，就像一件包覆全身的緊身衣，可用來支撐身體、協助動作、養分供輸…等，如果筋膜的張力失衡、移動或分布異常時，便會形成結節而導致痠痛。

　　結節，即多數人指稱的「氣結」，不易以肉眼察覺，但可透過觸摸的方式來找尋，一般呈現塊狀、片狀、顆粒狀…等。有趣的是，結節的所在之處，常是病症的發生點或治療區。如此特性，讓多數人深植一個觀念，就是「痛哪裡、醫哪裡」。雖非每個病症都如此，但這樣的現象卻普遍存在。為何結節與痠痛位置有關呢？學理來說，結節組織沒有神經與血管支配，理應與痠痛無關，然而結節是一個不具彈性、延展性與方向性，且又占據體積空間的組織，所以會間接對身體產生影響。其影響的層面如下：

1. 提高局部張力

結節，如同多出的填塞物，會拉撐局部組織，增加局部張力。當張力越高，組織就會變得緊繃，自然容易感到痠痛，比如：當腳底起水泡或下肢嚴重水腫時，此時在周圍予以觸壓，是不是會格外不適呢？

2. 阻礙代謝循環

結節會影響循環網絡，阻礙養分交替，以致**養分進來少，廢物帶不走**。隨著時間的積累，一旦代謝廢物濃度過高，自然容易感到痠痛。

3. 限制組織活動

結節會交錯黏附於組織上，其特性又不像肌肉具有延展性、彈性與方向性，故而影響組織活動，比如：我們將橡皮筋打結後，再予以拉張，這時阻力是不是會變大呢？

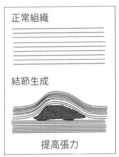
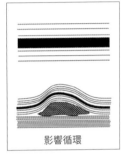
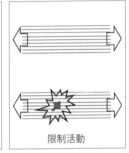

結節組織可能對人體造成的各種影響。

不過並非每個結節組織都會影響身體，這得視它形成的**程度**與**位置**，比如：當結節形成時的體積小，對組織張力的影響不多；結節形成時的位置，附近若沒有密布的血管網絡，對循環的影響不多；結節起始形成時，較為柔軟，對組織活動的限制較少。

只是話說回來，人體為何會產生結節呢？根據 Thomas W. Myers 的研究指出，當人體受到形變力（外力）刺激時，內部就會產生應力或發生形變，一旦超出負荷，便會導致結構破壞或組織損傷。為了能在有限度的範圍內回應外在刺激的變化，結締組織會視人體的需要，重新調整特性，形成一個沒有彈性，如同皮帶般的膠原基質，用來增加組織強度以對抗外力，而這個沒有彈性的膠原基質就是結節。[11]

但是人體這麼龐大，結締組織要依據什麼條件來決定「何時何地」形成結節呢？Thomas W. Myers 進一步發現，受到形變力影響的組織會產生「生物電荷（壓電荷）」，結締組織正是根據生物電荷的位置與方向來分泌膠原，所以結節並非只發生在損傷部位，只要組織承受過多的形變力，便會觸發結締組織形成結節。思考看看，為何手掌某特定位置容易「長繭」，這意味著什麼呢？

　　正常來說，結節並不會輕易生成，因為人體組織擁有一定程度的負荷能力，而且超出負荷的形變力通常不會長期反覆出現。但反過來說，如果人體組織的強度不足或形變力長期反覆存在時，便會加速結節的生成。其實結節最初生成的目的是為了增加組織強度，以在有限度的範圍回應外在環境的變化，只是過度強化的結果，就會阻礙組織的功能運作而導致痠痛。既然結節的形成與形變力有關，日常生活中可能出現哪些形變力呢？

1. 壓縮力 (compression)，即向心形變，比如：擠壓、壓迫。
2. 拉張力 (tension)，即離心形變，比如：拉長、牽拉、拉扯。
3. 橫向力 (Shear)，即扭轉形變，比如：扭轉、扭扯、轉動。

　　所以，當組織結構「偏離中立姿」或「遠離動作軸心」時，形變力就會出現，比如：屈膝拱背時，背部會出現拉張力，腰腹與臀部會出現壓縮力；轉身靠坐時，軀幹便會出現橫向力，產生扭扯與擠壓。這些看似微不足道的小小形變力，一旦長期反覆作用在身體時，便會影響筋膜網絡系統，進而導致結節形成，這也再次告誡我們「良好姿態」與「正確動作」的重要性。

額外一提，適度的運動訓練，可漸進提升組織強度，有助於身體對抗外在形變力，但切記不可過量或操之過急，應予以組織有足夠的時間適應刺激，否則過量的訓練強度，恐對身體造成負擔，變相促使結節生成，尤其運動愛好者，更要謹慎視之。

　　生活中，要完全避免形變力是一個不可能的任務，我們只能盡量減少形變力的產生。比如：擰毛巾時，「橫向」擰毛巾容易有橫向力，進而增加手腕的負擔；反之，若改「縱向」擰毛巾，則可減少形變力。回想一下，你平常都是如何操作工具呢？

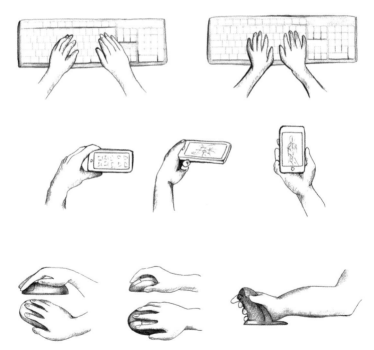

檢視操作力學，哪些動作有較少的形變力呢？

膝關節退化時，膝蓋會變粗還是變細？

　　初期的退化性膝關節炎難以用肉眼觀察，多數必須倚靠影像檢查。但嚴重的退化性膝關節炎，即可透過肉眼與經驗來判斷，其外觀會變粗（或變形），而變粗的部分是結締組織增生的膠原基質，目的是為了穩固關節。只是過度增生保護的同時，也會限制關節的動作功能，故讓關節變得「卡卡的」。

　　更多內容，請參閱補充資料 6：聞骨刺而色變，畢竟它不是魚翅。

肌腱受傷時，所在部位會變厚還是變薄？

　　肌腱受傷的部位，除了形成條索或緊縮外，患部也會跟著增生變厚，通常我們可在患部周圍觸診到塊狀（或粒狀）組織，又稱為沾黏組織。沾黏組織是什麼呢？過去認為是受損的肌纖維在修復時，產生出不規則、交錯的疤痕組織，它同樣是結締組織生成的膠原基質，目的是在增加肌腱的鏈結強度，藉此強化受損區域。鏈結強化的本意雖好，但膠原基質缺少良好的彈性、延展性與方向性，一旦過度強化，反而會限制肌纖維的移動並影響肌肉表現，故讓患者容易感到無力或緊繃，甚至容易在反覆的拉扯下，再次損傷。

■ **下肢腫脹**

　　相較於四足動物，人類特別容易下肢腫脹，你只要量測早晨與傍晚的小腿周徑就能知曉。此刻，我們可以再頒給人類一項金

氏紀錄，名為「地表上最容易下肢腫脹的動物」。原因很好理解，就是水往低處流，尤其雙足直立後，體液容易因地心引力而降沉下肢，所帶來的臨床問題，像是靜脈曲張或微血管破裂。這裡我們來認識一下循環系統，人體透過哪些機制讓血流生生不息呢？

1.心臟幫浦

讓血液產生流動動力的源頭是心臟，加上心臟血管系統是一個封閉式迴路，所產生的動力血液都會在這個封閉式迴路中不停循環，供應全身細胞組織所需。其中，由心臟壓縮出的血液量，我們稱為心搏量。當心搏量越多，血液動力越大，血液流速也越快，正所謂「長江後浪推前浪」。額外一提，相較於老人或小孩，成年人或運動員的心跳數大多偏低，其部分原因與心搏量較高有關。

2.靜脈瓣膜

一般聽到「瓣膜」，我們常會聯想到心臟瓣膜，功能是防止血液逆流。其實人體的靜脈也是有瓣膜結構，同樣是作為防止逆流。血液剛從心臟壓縮出來的初始動力是很大的，但隨著流通到四周遠端後，動力便會慢慢消耗，一旦要回流至心臟，又得對抗地心引力。為了防止血液逆流，靜脈血管發展出瓣膜，其構造宛若蟑螂屋，只進不出。當血液具有動力時，可推開瓣膜而前進；當血液動力不足時，瓣膜便會關閉，讓血液無法逆流，好比蟑螂屋的設計，蟑螂進去容易，但想逃出來時，門都沒有。

3.肌肉幫浦

光靠心臟、靜脈瓣膜還不夠，就像鮭魚逆流而上，若自身不出點力，恐怕隨波逐流，任人擺布。人體將末梢血液推回心臟，主要依靠的是肌肉，因為肌肉在作動時會呈現「收縮—放鬆」，產生出的動力脈衝就像「幫浦裝置」，能有效推動血液，故稱為肌肉幫浦。其中，我們的「腿」是下肢循環的重要推手，故有「人的第二顆心臟」之稱。

由上可知，良好的血液動力，有助於末梢循環，進而減輕下肢水腫的情形；反之，若血液動力不足，體液就容易受地心引力的影響而降沉下肢。比如：年長者，因心臟功能的低落；久站者，因肌肉的緊繃；久坐著，因肌肉的靜止與血管的壓迫；水分攝取不足者，因血液濃稠之故…等，這些原因都會導致血液動力不足，造成下肢腫脹。值得注意的是，即使是正確的姿勢，只要長時間固定不動，便無法有效啟動肌肉幫浦，所以我們應定時起身，活動伸展。有個好記的口號是「30 分鐘一小動，60 分鐘一大動。」；再者，我們一定要保持適宜的運動，唯有好的心臟與強而有力的肌肉，才能擁有良好的血液動力，幫助循環代謝。

話說，當兵是男孩成為男人的過程，尤其全副武裝進行長時間的「站哨」，更是必經的一項磨練。常有些不得要領的新兵，在站哨的過程中昏倒，原因是腦部血氧太低。該如何克服？其實只要腳趾緩慢進行「反覆抓放」，便可啟動肌肉幫浦，幫助末梢血液回流。或許，下次逛街等人時，你也可以嘗試這個技巧！

血管幽靈化

　　許多人聽到血管病症，印象大概是中風（腦血管栓塞、腦血管破裂）、猝死（心血管、冠狀動脈栓塞）…等嚴重的血管問題，除了上述大血管問題外，其實我們也要留意小血管，尤其是人體的微血管。簡述一下微血管的特徵：

　　1.微血管占約 99% 的全身血管長度。

　　2.微血管僅占 5% 的全身總血量。

　　3.微血管的管徑約一顆紅血球的大小。

　　微血管雖細小，含血量少，但卻縝密分布於全身，故與全身的循環代謝，息息相關。只是相比其他的血管，微血管中的血液，流速慢且流量少，尤其是位於末梢的微血管。如此特徵，讓微血管成為人體中最先、最容易堵塞的血管，甚至消失不見。研究者將此稱之為「血管幽靈化」。以生活例子來比擬：大河渠與小水溝，何者比較容易淤塞呢？

　　不過微血管的消失，多數不會直接威脅到生命，甚至完全沒症狀，因而常被人給忽略。只是作為養分供需循環的微血管，一旦開始失去功能，便會加速人體組織的老化或退化。其中，近年來人們所擔憂的「失智症」，已被證實與微血管功能低落有關。因此，站在預防醫學的角度，我們應留心血管狀態與血液品質，尤其是最末梢的微血管。額外一提，日本一項針對百歲人瑞的研究中發現，這些高齡長者有著高比例的四肢活動，比如：作手工、勤走路，有助於維持末梢血管的暢通。

《雙足行走》
勇敢跨出的一步

人生下來不是爲了抱著枷鎖，而是爲了展開雙翼，
不要再有爬行的人類。

《Victor Marie Hugo》

在進入正文前，我們先來認識「天擇」，指的是生物的遺傳特徵在生存競爭中，因某種優劣勢而導致生存能力的差異，進而決定了物種的存活或淘汰。最顯而易見的天擇就是弱肉強食，不過真正魔王級的天擇是氣候變遷。

舉例來說：最新的研究顯示，恐龍並非滅絕於隕石的撞擊，而是隕石撞擊後產生的硫化煙塵，遮蔽了陽光並造成氣溫下降，Julia Brugger 的研究團隊模擬當時地球的狀況發現，當時的氣候變遷讓地球溫度降至零度以下，持續 3 至 16 年間；另外，馬雅文明的消失也與氣候變遷有關，英國學者 Eelco Rohling 利用湖底沉積物和鐘乳石同位素比率計算出降雨量變化，推論馬雅遭遇了將近一世紀的乾旱。

你瞧！氣候變遷的威力足以滅絕物種或摧毀文明，這也是為何全球暖化的議題需要被重視的原因。然而，氣候變遷不只在今天困擾著我們，同樣於過去影響古人類的生存，甚至決定了演化方向。相關研究顯示，在 1500-500 萬年前的地球曾經十分酷寒，這段酷寒期間造成非洲雨林萎縮，林地擴增，帶來的結果就是食物（水果類）減少。[12,13] 當生存資源不足又想活下去時，我們的祖先採取了哪些策略呢？

1.溝通合作

綜觀近代人類史，幾乎充斥戰爭、恐怖攻擊、爭搶掠奪…等，這讓人誤以為我們是不是屬於「比較會打的那群」，不然怎能存活至今？不過事實恰巧相反，古人類並沒有特別發展攻擊性特徵，反倒選擇以合作代替競爭。根據考古研究顯示，人類的上下顎，由前凸逐漸後縮，這是沒有攻擊性的演化特徵；相較下，黑猩猩的上下顎是前凸的，就像狗或貓，利於咬住獵物。再者，人類擁有更發達的前額葉，是溝通合作最主要的腦葉，又稱「理性腦」；反之，黑猩猩就沒有發達的前額葉。不管你是否相信人性本善，但至少從演化觀點來看，溝通合作是取代鬥爭奪取的最佳策略。

2.食性改變

話說，有一天我母親從外頭撿到一隻受傷的小鳥，她想幫助這隻鳥恢復健康，但這隻鳥不吃我母親為牠準備的飼料，只好帶牠去給飼養員檢查。飼養員一看，眉頭深鎖，

斷定說：「飼料錯了！你看，這隻鳥的嘴型，牠應該是吃…」果然，換了飼料後，鳥兒就願意進食了。為何鳥的嘴型與食物種類有關呢？演化學家達爾文認為，由於族群數量、環境、氣候…等因素，當食物資源短缺時，為了生存活命，鳥類演變了鳥喙的大小與形狀，以便獲取合適於牠們的食物，比如：蜂鳥，吸管狀鳥喙，可用來吸取花蜜，同時也讓其他的鳥類無法與牠搶食。同樣情形，也發生在古人類身上。當食物缺少時，古人類改以食用次等的食物，像是堅硬高纖的樹根，因而發展出粗大的臼齒，故讓原始人存在一個明顯特徵，就是「臉很大」。相比下，現代人的臉很小，也與食物有關，尤其當我們不再需要咀嚼堅硬的食物時，咀嚼肌慢慢不發達，頜骨不再增厚，臉型自然變小。據研究顯示，平均每 1000 年，人類的臉就會縮小 1%。

3. 移動分布

非洲動物大遷徙被列為一生必看的自然奇觀。對觀賞者來說，是一場磅礴動容的演出，但對遷徙動物而言，是一趟交織死亡的旅程，因為只有 30% 的動物能重返出發地。動物們之所以要完成這趟悲壯的大遷徙，全是因為氣候、食物與水源。古人類同樣如此，當食物嚴重短缺時，只能被迫離開居住地，朝更遠的地方去尋覓食物，從中發展出高效能的行走能力，大幅增加古人類的移動範圍。相關研究顯示，在相同距離的移動中，人類可以比黑猩猩節省四倍左右的能量。對當時的直立人來說，男性一天的移動距

離約 15 公里，女性約 9 公里，而猿猴只有 3 公里。額外一提，人猿分家的關鍵時刻，正是 1500-500 萬年前的那場氣候變遷，同時也是發展雙足行走的時期。[14,15,16]

以上，就是古人類在食物短缺時，為了活下來的生存策略。接著我們來看人類為何可以「走」的如此出色？話說，田徑比賽中，有個項目叫做撐竿跳高，選手們會拿起一根長竿助跑衝刺至特定位置後，將竿子往地上一插，借助竿子的支撐，將身體推向天際。也許你不曾親身嘗試過撐竿跳，但沒關係，類似撐竿跳的動作技巧，你每天都在執行，而且次數頻繁到令你難以想像，因為行走正是撐竿跳的縮影。人類行走時的下肢，具有相似撐竿跳的三項特徵，分別如下：

1. **軸心轉換**

   最先邁出的那一腳是「擺盪腳」，動作軸心在髖關節；另一腳則是「支撐腳」，動作軸心在踝關節。行走時，擺盪腳會轉換成支撐腳，動作軸心也從髖關節轉換成踝關節，不斷反覆，如同鐘擺。Lieberman 認為這種軸心轉換，讓人類在移動中能加大步距，進而提升行走效率與速度。想像一下，當腳踝扭傷時，我們無法使用踝關節，動作軸心只能維持在髖關節，這時走路的步距是不是會縮小呢？

2. **筆直支撐**

   站立時，你喜歡雙腿打直，還是微彎呢？打直雙腿肯定比較輕鬆，因為多數重量是由骨骼來承載，故可減少肌肉耗

能 *。同樣，行走時的雙腿有很高的比例呈現筆直狀態，
目的在降低肌肉耗能，讓行走更節能。

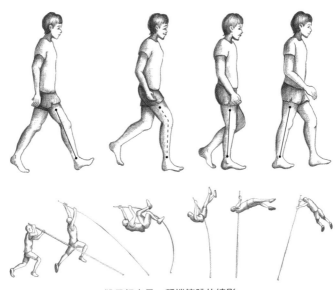

雙足行走是一種撐竿跳的縮影。

3. 彎曲推進

行走時並非整個過程都是伸直雙腿，在軸心轉換過程中，
有個片刻是膝蓋彎曲，此時肌肉會拉張（離心收縮）；當軸
心轉換完成後，膝蓋會打直，這時肌肉會收縮（向心收縮），
藉此推蹬身體。這個機制巧妙利用到「拉張後回縮」，如同

---

* 註：打直雙腿雖然比較輕鬆，但也容易增加關節負擔，所以站立時應保持一點膝微彎
比較理想。

橡皮筋的彈性回縮力，讓行走具有速度。倘若將膝蓋完全打直來走路，如同民俗技藝的「踩高蹺」，這樣是走不快的。再者，當膝蓋從彎曲到伸直時，會有個蹬高的分力讓身體微微向上起伏，身體可從中儲存位能以便轉換成下一步的動能，這個特性能讓「連續步行」的過程更節能。

還沒結束！人類為了發展節能高效的雙足行走，不只在下肢做努力，連同上肢也是。我們在行走時，雙臂不會閒閒沒事做，而是會規律協調地進行擺動。過去研究認為步行時，擺動雙臂是為了協調下肢的運動節奏以保持身體平衡，也有神經生理學家認為這是兩側對稱動物的節律器作用。

Nathan E. Thompson 等人在研究「骨盆轉動」與「脊椎旋轉」之間的關係中發現，黑猩猩、早期猿人與現代人類在行走時，同樣會以骨盆轉動來驅動下肢運動，但黑猩猩的骨盆轉動最大，而人類的最小。[17]

研究進一步發現，骨盆轉動雖有助於下肢活動，但負面效益就是使脊椎產生旋轉的角動量。為了抵銷角動量，黑猩猩必須用到更多的軀幹肌肉來幫助穩定，所以牠們的雙足行走比較耗能；相較下，人類的骨盆轉動幅度小，角動量少，加上靈活鬆軟的雙臂，可於初步釋放角動量，而且雙臂擺盪產生出的慣性力，能用於抵銷隨後產生的角動量，讓我們無須多消耗能量來抵銷角動量，故使人類的行走更加節能。我們來看一則有趣的研究，

Steven H. Collins 等研究人員讓參與者分別完成下面三組動作：

1. 手臂正常擺動的行走。
2. 手臂不動的行走。
3. 同手同腳的行走。

結果發現，手臂不動比正常擺動多耗能 12%，同手同腳比正常擺動多耗能 26%，所以擺動雙臂才是最節能的行走方式。[18]

還記得嗎？人類因雙足直立而拿下的難堪紀錄，像是最容易跌倒、最容易末梢水腫…等。就在此刻，人類終於要扳回一城！藉由直立而發展出的行走，讓人類就此成爲了「地表上最會走路」、「地表上分布最廣」、「地表上移動效率最好」的哺乳類動物。我們幾乎找不到比人類還能走的哺乳類動物，目前走路的金氏紀錄是由澳洲 Walter Geckle 在 2010 年創下的一天健走 175 公里，將近半個台灣，神奇吧！

雙足行走，可是我們經千萬年演化出的物種優勢，也是人類可以自誇的生存技能。但在汽機車普及的現代，人們走路的時間越來越少，這是時代的淚水嗎？或許，我們該省思：

" 到底是它派不上場，還是我們不派它上場呢？ "

接下來我們來檢視爲了發展雙足行走，人類所做的努力與其伴隨的代價：

行走的關鍵 1：筆直的長腿

如前文所提，筆直的長腿可讓身體多數重量落在骨骼上，有助於降低肌肉耗能，不過發展行走的長腿也讓我們付出不少代價。在此之前，我們先來猜一道古希臘的謎語，內容是：什麼東西在早上是四條腿，中午變成兩條腿，晚上卻變成三條腿？

不難猜想，答案就是人。早上描述的是嬰孩的四足爬行，中午指的是成人的雙足行走，晚上則加上老人倚賴的柺杖。這些移動能力的差異，其實也反映出平衡能力的好壞，尤其小孩與老人，一個尚未成熟，一個日漸低落，所以他們須藉由「四足」或「拐杖」來增加支撐面，以提升平衡能力。因此，筆直的長腿對人體最直接的影響就是拉高重心，進而增加跌倒風險。除此之外，筆直長腿雖減輕了下肢肌肉的負擔，但也迫使下肢骨關節必須承受更多的重量壓迫，一旦不堪負荷，便會造成關節退化。

■ 下肢關節退化

研究數據顯示，兩條長腿只占體重的 20-30%。換句話說，兩腿必須承受全身 70-80% 的體重，以一位 100 公斤重的人來說，雙腿就必須承受 70-80 公斤重。如果只是站立，倒也還好，但走路就不同了，因為走路的過程有高達 80% 的時間是單腳完成的，加上走路有快慢速度與高低起伏，從中產生的衝擊力，部分將由骨關節來吸收緩衝。如此種種，讓人類比其他動物更容易有惱人的下肢病症，其中以退化性髖、膝關節炎，最為人熟知。

檢視日常生活，哪些原因會加劇上述問題呢？

1.重量因素

重量越重，下肢關節的負擔就越大。

2.不良姿態

當下肢組織結構長時間不在正確位置時，將造成組織失衡
或讓重量分布不均，加重下肢的負擔。其中，常見的不良
姿態，像是三七步或側靠站。

3.不當力學

當身體的使用違反運動規律時，將使骨骼承載更多的外
力，比如：跳躍著地時，若將膝關節完全打直，下肢骨骼
會承受更多的地面反作用力。可以的話，著地時應保持一
點膝微彎比較理想。

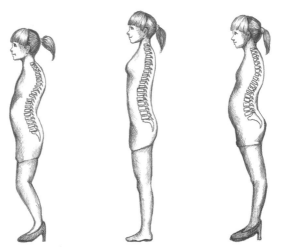

高跟鞋會改變重心位置而影響脊椎與下肢的形態。

4.不適鞋具

某些鞋款容易讓下肢處在不良姿態或產生錯誤動作，比如：高跟鞋容易造成膝蓋過度前彎或後伸，進而導致膝關節承受過多的壓力。

案例分享 **行軍式骨折**

鄭先生，年約 60 歲，是位登山專家。在一次登山途中，小腿骨（脛骨下緣）突然劇痛難耐，必須在同伴的攙扶下，才能下山。經檢查後發現是骨裂，令他不解的是，路途中他並沒有發生跌倒或碰撞，怎麼會骨裂呢？

鄭先生遭遇的問題，即所謂的行軍式骨折（march fracture），又稱疲勞性骨折，原因在於骨骼被超荷使用而導致骨骼部份或完全斷裂的現象，過去常發生在新兵行軍時，故以行軍稱之，最早記載於 1855 年的普魯士新兵，因為新兵們的骨骼尚未發育完全，加上肌肉強度不足所致。但鄭先生已是成熟、經驗老道的登山者，為何還是會發生這樣的狀況？

相談之中，他回想到兩件令他印象深刻的事：其一，因天候之故，他們必須倉促下山，下坡走得快又急；其二，他自告奮勇，以老手之姿幫忙新同伴分擔裝備。

我們無法臆斷真正的起因，但「倉促行動」產生的衝擊力與「額外裝備」增加的重量，均屬不利因素。不利因素越多，損傷風險自然提高，所以從事活動或嘗試挑戰時，我們應衡量自身條件或環境狀況，盡量排除不利因素。額外一提，運動傷害

的求診者，常出現在「熱血激昂的新手」或「經驗豐富的老手」，新手總是太過躁進，老手則是過度自信，以此為鏡，謹慎視之。

行走的關鍵 2：併攏厚短的腳趾

現在，請你瞧瞧自己的手指與腳趾，長得如何呢？活動看看，有何差別呢？手指與腳趾，不只外觀上不同，連動作也有所差別。相比於黑猩猩，牠們的手指與我們相似，不過腳趾卻差異極大。這是為何呢？因為人類的腳趾有兩項重要的演化特徵：一是併攏集中，二是厚實短小。其中，併攏集中的腳趾，可讓力量集中，增加結構強度並幫助人類在行走時進行推蹬。[19] 如果腳趾擴張分散，結構強度就會不足，如此便無法在行走時支撐身體。我們可以從跆拳道的「手刀」來理解，當格鬥家使出手刀劈磚頭時，一定是將手指併攏集中，如此才能增加強度。

再者，厚實短小的腳趾，目的在吸震緩衝與縮短觸地時間。其中，趾頭厚實可以幫助吸震。研究顯示，行走時的趾頭必須承擔 40% 的體重，其受力比例分別是大腳趾 (60%)、第二趾 (14.3%)、第三趾 (11.4%)、第四趾 (8.6%) 與第五趾 (5.7%)[20,21]，尤其是大腳趾，你只要做出墊腳動作，一定會感受多數重量是落在大腳趾，這也是為何我們的大腳趾比起其他趾頭更加厚實肥短的原因，所以萬一大腳趾受傷，絕對會嚴重影響行動能力。另外，趾頭短小可以縮短觸地時間，提升行走速度。試想，如果穿「蛙鞋」在陸地上走路，是不是會讓我們寸步難行呢？

回頭來看黑猩猩的腳趾，牠們的腳趾「擴張分散」會導致強度不足，「瘦薄細長」會造成觸地時間長且無法緩衝外力，故不利於以腳掌長時間雙足行走。

只不過如此的演化發展，對人類最大的影響就是無法大幅度張開腳趾頭，也無法以腳掌進行抓握拿取，故而失去靈長類優越的爬樹能力。不僅如此，腳趾除了觸地緩衝外，最重要的功能就是「推蹬」，但推蹬時產生的反作用力，也會如實返回到腳趾。長期下來，便會造成腳趾變形，像是拇趾外翻或小趾內翻。

■ 腳趾變形

以拇趾外翻來說，研究顯示成年人 (18-65 歲) 占比 23%，年長者 (65 歲以上) 高達 35.7%，幾乎每 4 個人中就有 1 位拇趾外翻。[22] 其中，女性特別容易隨年齡上升而拇趾外翻，成長率高達 30%。額外一提，有些人認為腳趾變形是遺傳自父母，但理論上腳趾變形並不會直接遺傳給下一代，不過卻會將某些容易造成腳趾變形的體質，間接傳給下一代，故而增加腳趾變形的趨勢，所以倘若家人有此徵象的話，自身就必須留意可能造成腳趾變形的因子。檢視我們的日常，哪些原因會加劇腳趾變形呢？

1.不佳地質

地質越硬，地面反作用力就越大，腳趾負擔也越多。話說，有些人會在家中鋪地毯或穿拖鞋，除了可以在寒冬中隔絕冰冷的地面外，其實也有助於減輕腳趾的負擔。

2.重量因素

重量越重，踩踏產生的反作用力就越大，腳趾負擔也越多。尤須注意的是，有些因素會改變重量分布而造成腳掌受力不均，像是長短腳、三七步站姿、脊椎側彎、單側負重…等。如果想知道自己的重量分配是否平均，最簡單的方法就是拿兩個體重計，然後一腳各站一個，看看兩側數值是否接近？正常來說，差異應在 1 公斤以內。

3.不當力學

錯誤的力學常發生在不良的足型或步態，像是扁平足、交叉步、外八腳掌或足內翻…等。其中，扁平足容易讓大拇趾受力過多而造成拇趾外翻；交叉步容易讓力量作用於外側而造成小趾內翻。

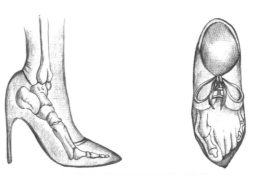

設計不良的鞋款會對腳掌與足踝造成負擔。

4.不適鞋具

不管作為禮儀、衛生、美感穿搭，還是基本的「保護」，鞋子已是現代人不可或缺的生活裝備。據統計，人一天穿鞋

的時間平均約 8 個小時。倘若鞋具不良，一定會影響腳趾。其中，高跟鞋容易讓身體重量落壓於前掌，窄口鞋則容易造成前掌擠壓。不管何者，都會增加腳趾的負擔。

現象思考 「馬路」是設計給誰的呢？

據傳，美國南北戰爭時，有位軍官的座車在交通途中陷入泥沼而動彈不得。只能求助附近居民，這時一位農婦以馬匹協助他將座車從泥沼中拖拉出來，事後這位農婦揶揄地說：「看來你的車子沒有我的馬來得有用…」

這位軍官沒有因此而惱羞，反倒思考美國南北方的條件差異。北方經濟較發達，廣泛的鐵路與馬路，有利於車具的行駛；南方農業興盛，主要倚靠馬匹在泥地、農地上進行移動。因此，若想打贏這場戰爭，就要思考如何讓北方軍的優勢能發揮，像是鋪設馬路、建立交通網，而此舉幫助了北方軍獲勝。

地質特性是如何影響交通工具的效能？若要確切感受，你可以嘗試以腳踏車行駛在草地、泥地或沙地，便可深刻體悟，尤其是泥地，不只讓騎乘踩踏更費勁，甚至會干擾操控性，這也是馬路、柏油路被視為文明指標的原因之一。

換言之，硬地質並非設計給人或動物走的，而是方便讓交通工具跑的。試想，日常中，我們都接觸什麼樣的地質呢？

行走的關鍵3：凹拱的足弓

話說，過去有一種童玩，稱作「彈跳青蛙」，即以手指來彈射的塑膠玩具，其原理是利用壓縮時的彈性形變來產生回彈力，讓你能操控釋放角度，決定玩具青蛙要彈高或射遠。人類凹拱的腳掌（中足部）也同於此，具有韌性的足弓會在壓縮形變後，產生回彈力；再者，足弓形變時也會牽動周圍的組織，如同拉張橡皮筋，產生回縮力，這兩股力量可幫助身體推進或蹬高。

此外，足弓可以在行走、奔跑或跳躍時，吸收過程中產生的衝擊力，並將衝擊力以「變形能」的形式儲存起來，之後再以回彈力與回縮力的方式釋放出來，如此可讓我們的行走具有速度且節能。相較下，黑猩猩的中足部相當柔軟，無法形成足弓而平貼地面，所以牠們的行走無法獲得良好的力學效應，故而耗能。[23,24]

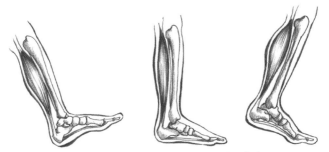

足弓可在行走踩踏時，發揮良好的力學效應。

只不過這樣的演化發展，對人體最大的影響在於，腳掌無法執行靈活的抓握拿取，同樣意味著，我們不再擁有靈長類優秀的

爬樹能力。不僅如此，作爲「壓縮回彈」的組織結構，容易在頻繁反覆的使用下，導致腳掌病症。

更多內容，請參閱補充資料 7：現代人的足弓問題

■ 腳掌痠痛

話說，我小時候有個解悶的遊戲，就是將鐵絲進行反覆彎折，這時彎折處會產生一點溫度，無聊的人就會利用這個溫度來捉弄朋友。但鐵絲的彎折是有極限的，一旦超過臨界點，鐵絲就會因金屬疲乏而斷裂。同樣情形，也見於橡皮筋，當我們不斷使用橡皮筋的回縮特性時，一旦超荷便會應聲而斷。

此類現象，物理學稱爲「疲勞極限」，容易於無形之中漸進地損壞物體。人體同樣難逃此劫，臨床稱之「勞損」，是引發慢性、機械性損傷的常見原因。綜觀人的一生約有 2.18 億步數，每一步都會伴隨足弓的形變與周圍組織的拉張，一旦不堪負荷，便會導致足跟痛、掌骨痛、足底筋膜炎、跟腱炎、贅骨增生…等。

更多內容，請參閱補充資料 8：淺談足底筋膜痛、足底痛

檢視日常生活，哪些原因會加劇上述症狀呢？

1.不佳地質

地質越硬，足弓承受的衝擊力就越多，自然加劇耗損。額外一提，鞋子雖有助於緩衝踩踏作用力，但仍需考量材質，鞋底太硬，無法有效緩衝；太軟，則干擾足部力學。

2. 重量因素

除了自身體重外，也包含揹負的重量。理想的背包重量，美國脊骨神經醫學會建議是：後背包應低於體重的 10%，側肩包應低於體重的 5%。可以的話，請隨時檢視包包的內容物，不然額外的重量可是會壓垮你的足弓！

3. 活動不足

雖然過度使用容易導致勞損，但活動不足產生的影響更深遠。當活動不足時，關節結構無法得到適宜的活動與刺激，肌肉 & 筋膜組織也無法得到應有的強化或延展。

4. 不適鞋具

有些鞋款會限縮足骨關節的活動空間，像是窄口鞋、尖頭鞋；或是改變足部組織的長度與張力，像是高跟鞋、平底鞋。這些不利於足部的鞋款，我們應避免長時間穿著。

5. 不當力學

常見於高處躍下或頻繁跳躍的活動，過大或過多的衝擊力，容易增加足弓結構的負擔。

行走的關鍵 4：微向內的腿

人類的腿除了筆直外，大腿骨（股骨）還呈現些微「內轉、內收」；相較下，黑猩猩的大腿骨是「外轉、外開」，所以看起來「腿開開的」，而且還有些外八。想像一下，你會怎麼模仿猩猩的動作呢？

不過話說回來，內收的腿會讓支撐面變小，其實不利於平衡穩定，為何人類會選擇如此的發展呢？ Lieberman 教授認為微向內的腿是為了要提升**單腳站立平衡**能力，而這項能力正是發展雙足行走的關鍵，因為我們在行走時有高達 80% 的時間必須由單腳來完成，所以單腳平衡能力的好壞，決定了行走品質的優劣。你可以嘗試以下體驗：

1.單腳站立，觀察支撐腳的腳掌位置。
2.單腳站立，感覺看看髖部附近的肌肉。

正常來說，為了平衡穩定所需，單腳站立時的腳掌位置會接近身體的中線位置，而且支撐腿的臀肌會變得緊實，目的在穩固骨盆位置，以維持身體的平衡。相較下，黑猩猩的腿更外開，也沒有發達的臀肌，一旦要採取單腳站立，便會搖晃或傾倒，所以無法長時間雙足行走。額外一提，Aiello L. C. 等人研究發現，400 萬年前的南猿已發展出微向內的股骨，所以牠們走路時已經不會腿開開或左右搖晃。[25]

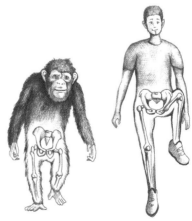

微內收的腿讓我們成為
「金雞獨立」的高手。

如果我們刻意以「腿外開」的方式走路會變得如何呢？「兩腿開開」可以增加支撐面，讓站立或行走變得相當平穩，不過缺點就是步距變短，而使步速變慢。這類的步行方式常見於嬰孩學步、醉漢走路或年長者，他們由於沒有良好的單腳平衡能力，故採大腿外開來換取行走的平穩。值得一提的是，臨床常以「單腳站立測試」來檢視下肢肌力與大腦協調能力。Hussam K El-Kashlan 等人針對 20-79 歲的正常受試者，進行單腳站立時間分析，所得數據與研究結果如下：

1. 20-49 歲：張眼平均 28.8 秒，閉眼平均 20.7 秒。
2. 50-49 歲：張眼平均 24.2 秒，閉眼平均 6.1 秒。
3. 60-69 歲：張眼平均 27.1 秒，閉眼平均 2.0 秒。
4. 70-79 歲：張眼平均 18.2 秒，閉眼平均 1.0 秒。

如果單腳站立的時間越長（張眼單腳站 20 秒以上），代表肌肉量足夠、大腦功能正常，同時也是屬於不容易發生跌倒的族群。[26]

不過如此發展的腿型，也給人類帶來一些負面影響，像是行走時的雙腳支撐面變小，讓行走變得不穩而容易發生跌倒；再者，下肢容易偏離動作軸心而造成組織失衡，進而導致髖膝病症。

■ 髖膝痠痛

某些情況下，我們容易讓大腿動作軸心偏離，而使大腿擺向內或向外。你可以先嘗試以下體驗：

1. 以正常的速度來走路，感受大腿的擺盪位置與角度。

2. 以急快的速度來走路，感受大腿的擺盪位置與角度。

3. 抱個重物來走路，感受大腿的擺盪位置與角度。

正常走路時，大腿內收的角度約為 10(±5) 度，大腿外展的角度約為 5(±5) 度，兩腳的步寬約為 5-10 公分之間。可是當我們走得又快又急時[1]，大腿會更向內收，步寬也會縮短；反之，若當我們抱重物而慢走時，大腿會稍微外展，步寬也會加大。

這意味著什麼呢？我們在 2.1 章節曾提到「作用肌收縮變短時，通常會伴隨對抗肌拉張變長」，也就是說，當我們走得快急而讓大腿更內收時，將使大腿外側組織拉張變長、大腿內側組織收縮變短或是膝關節內側受力過多[2]；反之，若我們受限於某特定狀況（年長、腳痛、搬重物）而讓大腿更外展時，將使大腿外側組織收縮變短、大腿內側組織拉張變長或是膝關節外側受力過多。不管上述何者，一旦長期如此，終將導致病症。其中，當大腿內收角度過多時，容易導致臀部痛、髂脛束症候群、股骨內髁炎；反之，大腿外展角度過多時，則易導致鼠蹊痛、股骨外髁炎。額外一提，當我們採取「三七步站姿」時，支撐腳會呈現內收，對側腳則是外展，如此姿態不只導致下肢組織失衡，讓重量分布不均，甚至會造成骨盆傾斜，影響脊椎排列。

更多內容，請參閱補充資料 9：為何髕骨總喜歡「往外跑」？

註1：單腳支撐時間越短或行進的速度越快時，大腿的內收將更明顯，比如：跑步。註2：大腿失衡的組織不單在內側或外側，為了方便描述，此處先以內、外側為代表。

筆直長腿，有時…它一點也不筆直！

人類的演化常為了發展某特定功能而伴隨相應的缺陷，尤其是我們的筆直長腿。站立時的雙腿是筆直向上，但行走或奔跑時的雙腿卻又呈現內收傾斜。

從力學的角度來看，如此特徵反而會增加下肢的關節負擔，因為內收的腿容易讓重量偏落於膝關節內側，進而導致關節受力不均而加劇磨損。這也是為何退化性關節炎常發生在內膝，且膝關節單髁置換手術以內髁居多的原因。尤須注意的是，內收的腿有時來自於刻意或不自覺的行為習慣。

舉例來說：站姿時，有些人喜歡將下肢擺置在「大腿內收、腳掌內轉」的樣貌，甚至連走路時，也會刻意以內收大腿的方式來行走，故而呈現「交叉步」的形式。這樣的站姿與走姿，常見於女性，因為交叉腿姿，可在視覺上讓雙腿顯得筆直修長，因而使身形更具比例美。

這些不符合力學的美感擺姿或走姿，偶一為之，無傷大雅。但萬一從刻意的行為變成不自覺的習慣後，我們就容易在無意識下執行不良的姿態動作。還記得曾提及的文化演化嗎？

" 文化變革，雖非生物上的演化形式…，

　　但我們卻會把引發疾病的環境和行為給遺傳下去… "

審美觀，何嘗不是如此？優雅迷人的身姿，是人所嚮往的。只是我們在追求美感時，千萬不能過了頭而忘了身體健康。

檢視日常生活，哪些原因會加劇上述情形呢？

1.不良姿態

常造成腿部失衡的不良姿態，像是翹腳、交叉腿姿。

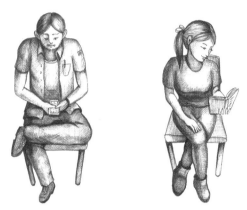

「翹腳、交叉腿姿」是造成下肢組織失衡的不良姿態。

2.不當力學

常造成腿部失衡的錯誤動作，像是單側負重、轉身拖重。
可以的話，借助輔助工具，直挺正向來拉重會比較理想，
就像大力士拖拉卡車，一定是正面朝前。

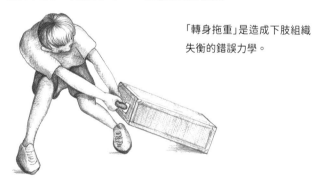

「轉身拖重」是造成下肢組織
失衡的錯誤力學。

3.不當步態

常造成腿部失衡的不當步態，像是交叉步、外開步。其中，交叉步常見於女性，外開步常見於男性或年長者。

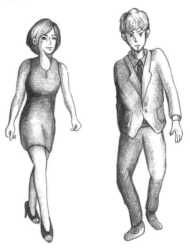

「交叉步、外開步」是
造成下肢組織失衡的
常見不當步態。

案例分享 **我也想好好走，但…就走不來啊！**

曾有一位 20 歲左右的年輕女性，由她的母親陪同前來就診。初次見面時，只覺得她站姿怪怪的，但心裡想：年輕人能有什麼痠痛呢？

在我未開口詢問前，她的母親非常急切地說：「治療師幫我檢查看看，為何我女兒就是不能好好走路…」

我率先發問：「走路有什麼痠痛或不適嗎？」

只見這位年輕女性面容有些無奈：「不會啊！」

接著我請她來回行走，並觀察她的步態究竟哪裡出問題…

在旁焦慮的母親，不斷抱怨女兒的走路方式：「你看！你看！這樣以後要怎樣嫁人？」

這時，女兒不示弱地回擊：「很煩耶！管那麼多幹嘛！」

到底這位女兒走出怎樣的步態，讓媽媽如此在意呢？除了 O 型腿與外八腳掌外，這位女性在走路時最大的特徵就是大腿外開的角度過大，看起來就像大哥走路，按坊間的稱法，即「羅圈腿」。如此的步態，就算是個性灑落的人，也多少會在意吧！

我好奇問媽媽：「她從小都這樣走路嗎？」

「不是！她以前走得很正常。」

如果她以前走得很正常，至少可排除先天的結構問題。

我再補問道：「有印象什麼時候開始的嗎？」

「我也不太清楚，好像上國中之後就越來越明顯…」

我轉頭問女兒：「妳平時有從事特別的活動或運動嗎？」

這位女兒正準備要回應時，急躁的媽媽搶先回答：「都沒有啦！整天都坐著，也不愛動，都在玩手機啦！叫她出去找朋友也不要！」

這裡我們可以稍加推測，青春發育期是形塑身形的關鍵時期，如果生活型態或日常習慣不良的話，就容易影響肌肉骨骼系統的發展。為確切了解原因，我們為她進行一連串的理學檢

查，從中發現到她存在諸多的組織結構問題，像是駝背、膝內翻、股骨外旋…等情形。只是令人心生好奇，為何一位年輕人在沒有受傷的情況下，可以同時並存這麼多結構問題呢？根據過往的經驗，我將矛頭指向她的日常，既然「整天都坐著」…

我好奇問道：「平常在家都是怎麼坐呢？」

這位女性配合地將平日喜歡的姿態擺置出來，大致如下：

1. 拱背姿，雙腿過度交盤，像是剪刀腳。
2. 雙腳屈膝貼於胸口。
3. 一腿外展、外轉呈現「4字形」，另一腿盤壓於上。

仔細檢視這些姿勢，因股骨外轉與外展，造成大腿外開與腳掌外八，同時伴隨脛骨代償性內轉而形成膝內翻（O型腿）。這些日常的不良姿態在經年累月下，導致肌肉骨骼系統的失調，進而影響行走姿態。相似案例，其實近來有越漸增多的趨勢，而且大多都是發生在年輕人身上，這是為何呢？以下我們提出三個觀察到的可能：

1. 3C產品

時代趨勢使然，人手一支手機是再平常不過的事。只是3C產品容易讓使用者長時間僵置在一個姿勢，也減少我們該有的活動量。據統計，台灣國人平均使用手機的時間一天約190分鐘左右，遠多於韓國的170分鐘、美國的130分鐘…等，所以如果家中小孩沉迷於3C產品，父母是否要鼓勵他們培養其他的興趣呢？

2. 生活環境

現今社會過於複雜、安全疑慮多、交通事件頻傳…等，家長因安全考量而傾向「小孩沒事待在家」。只是正值發育年齡的小孩，本該充分活動的身體，卻被限制於家中，故而不利身體的發展，所以現今父母是否要花更多時間陪同小孩到戶外呢？

3. 教養觀念

多少會聽到家長得意地說：「我家小孩很乖，都靜靜地待在椅子、沙發上，看自己的書…不用我操心」。然而臨床上，我看過不少案例都與所謂的「乖小孩」有關，這些父母眼中的乖小孩常有脊椎側彎、駝背、縮腰…等形態的問題，原因在於這些乖小孩相對容易長時間待在家中沙發、椅子或床上，除了不利於肌肉骨骼系統的發展，也容易養成不良的姿態，所以對於喜歡待家中的乖小孩，是否要多鼓勵他們出去活動呢？

如今是個物質富裕、便捷舒適的年代，但身體病症卻有增無減。以前老長輩常說：「現在人就是過得太好，才會到處痠痛…」仔細想想，確實也無法反駁。比起舒適不動的生活，活動或勞動是否才更接近人類生存的本質呢？

更多內容，請參閱補充資料 10：走路是藝術，該怎麼走出健康的下一步？

《雙足奔跑》
借力使力
自助天助

如果你想強壯，奔跑吧！
如果你想健美，奔跑吧！
如果你想聰明，奔跑吧！

引自《古希臘格言》

　　進入正文之前，我們再來談談古人類吧！最初的古人類，其實是相當脆弱，如果你的想像是停留在「原始人拿著長矛、獵弓、石斧追逐長毛象…」，那已經是後石器時代 (250 萬年前) 的事了，離人科出現 (1500 萬年前) 還隔著一段漫長的歲月。在成為狩獵者之前，古人類的生存幾乎飽受威脅，只能過著採集與食腐的日子。脆弱的古人類該如何存活下來呢？根據動物學的研究，多數動物具有三項求生本能，分別為靜止、逃跑或戰鬥。一般最優先的策略是靜止，接著才是戰或逃的選擇。以下讓我們簡單來認識這些內化的生存策略：

1.僵住靜止

　　當遇到突來的事件或被人嚇著時，你是不是會呆掉、僵住、瞪大雙眼或將身體拳縮起來呢？僵住靜止是有原因

的，因爲動物習慣將目光聚焦在動態物體（看到黑影就開槍、風吹草動）；再者，比起不動或死掉的獵物，動物更傾向追逐正在逃跑的獵物（見獵心喜），因爲「會跑的」代表健康。除非相當飢餓，不然牠們不會冒然吃下可能罹患重病或死掉的動物。這讓某些動物發展出特殊的生存策略「裝死」，比如：負鼠就是裝死的高手。

2. 戰或逃

自然界的動物在遇到危險時，絕大多數會優先選擇逃跑，一旦無法逃離危險時，便會選擇戰鬥，即使是草食性動物，也會爲了活命而拼死抵抗。人類同樣如此，不過有趣的是，人類男性選擇戰鬥的比例偏高。[27]

回到奔跑，說穿了！一切就是爲了活命。據演化學家推論，古人猿因食物短缺而被迫離開樹林後，只能向四周空曠的草原進行探索。當探索的範圍越漸深遠時，一旦遭遇肉食動物，就只能奮力逃命。此刻，天擇的考驗又來了！不能跑、跑不久、跑不快的古人猿就被吃掉了，存活下的便是能跑的、耐跑的、跑快的。

人類雖非地表上跑最快的，但卻是**最耐跑**的，因爲人類的奔跑擁有極高的能量轉換效率。Alexander R.M. 學者發現，人類在相同距離的移動中，奔跑只比行走多耗費 30-50% 的體力。令人驚奇的是，我們在奔跑時，一英哩跑 7 分鐘與一英哩跑 10 分鐘，兩者所消耗的能量竟然相同。理當，跑越快越耗能，但這規則不

適用於人的身上，有時跑太慢才更耗能。[28] 這時，加上體毛變少與汗腺發達，散熱效率變得極好，讓人類可以長時間奔跑卻不易熱衰竭。

　　造化弄人，原本只是爲了逃命的奔跑，不知不覺中成了人類的競爭優勢，甚至讓人類躍升爲狩獵階級。Carrier D. R. 與 D. E. Lieberman 的考據發現，有一種古老狩獵法稱作 persistence hunting，就是先把獵物逼迫到太陽底下，然後靠著團隊接力合作，不斷地威嚇牠們，使之跑動而無法休息。在時間消磨下，獵物便會因體力不支或熱衰竭而被捕獲。[29,30] 這種利用**抗熱耐跑**、**共同合作**發展出來的打獵行爲，正是人類最早的一種狩獵型態，所以有人認爲田徑中的接力賽，就是當時人類圍捕獵物的縮影。

　　以上種種，就是雙足奔跑爲我們帶來的競爭優勢。但話說回來，雙足奔跑爲何如此高效節能，甚至還成爲人類的競爭優勢呢？以下就讓我們來解析奔跑的奧妙：

1.身體傾倒 (動位能轉換)

　　我們先來比較行走與奔跑之間的差異：首先，行走是由雙腳支撐 (20%) 與單腳支撐 (80%) 交替組成，而奔跑沒有雙腳支撐，改換成是單腳支撐 (40%) 與**雙腳騰空** (60%) 組成；再者，行走時的身體重心一直位在支撐面之內，而奔跑時的重心則會短暫離開支撐面。

　　想像一下！跌倒撲空時，那瞬間，上半身會過度前傾，讓

重心遠離支撐面，同時雙腳不知覺地離開了地面…就在這時，如果你來得及向前跨出一步，便可擴大支撐面，讓重心再次回到支撐面，進而重新掌控身體平衡。如此一來，你不只避免跌倒的窘境，甚至漂亮地完成了一次跑步。

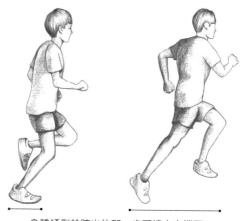

身體傾倒前跨出的那一步可擴大支撐面。

這個看似要跌倒的危險動作，巧妙利用地心引力帶著軀幹「前傾下墜（位能轉換）」，與此同時，產生「向前推力（生成動能）」。如果難以理解的話，你可以嘗試兩種跑步姿態：

 a. 跑步時，軀幹微微後仰。

 b. 跑步時，軀幹微微前傾。

一般來說，軀幹後仰的跑步，比較費力；相對地，若你將軀幹前傾時，便可利用地心引力讓跑步變得省力。Nicholas Romanov 教授分析跑姿時發現，當軀幹前傾約 22.5 度時，可使跑步擁有最省力的最佳速度。只是若沒有

經過良好的訓練，22.5 度的前傾足以讓人產生快要跌倒的恐懼。不過對於一般跑者來說，我們只要稍微前傾軀幹，就可以感受到地心引力帶著你加速、省力地奔跑。

相較之下，四足動物無法利用地心引力，牠們只能倚靠肌肉來產生推進能量，所以相當耗能，故而無法像人類這麼耐跑。如果有一場「世界級‧跨物種」的馬拉松競賽，毫無懸念，冠軍非人類莫屬。

2. 彈簧腿（彈性形變）

人類的下肢，宛如彈簧的特性，能高效儲能與釋放。我們先來感受下肢是如何發揮它的彈簧效益：首先，先由站立姿，緩慢微微下蹲，再回到站立姿，感受看看；接著反覆快速執行十次「半蹲－站立」，感受看看。

正常來說，由站立姿轉換成下蹲時，我們不只感到費力，而且髖部、膝部與踝部會有明顯的緊繃感；反之，當我們從下蹲轉換成站立時，緊繃會得到釋放，而且起身的動作是快速流暢；如果反覆快速執行「半蹲－站立」時，身體會出現向上的跳躍感。如此的特性，乃因為站立是人體相對的中立姿，此時組織處在**拉張平衡**。當我們下蹲時，組織會遠離平衡，與此同時，便會產生彈性回縮力，欲使組織重回平衡狀態，就像是橡皮筋，予以拉張就會回縮 ▪。

▪ 註：我們也可從神經生理學中的「牽張反射」進一步理解，簡單的說，就是當肌肉受到過多的牽拉伸長時，便會誘發肌肉產生收縮。因此，當我們下蹲時，大腿前側與小腿後側肌群受到牽拉的同時，也會產生收縮力，故能使我們能向上躍起。

人類要如何將這股力量應用於奔跑呢？當我們從雙腳懸空進入到單腳支撐時，支撐腳必須觸地受力，此時支撐腳會透過下肢彎曲（彈性形變）來吸收能量，並將部分能量轉換成**變形能**（回縮力、回彈力）儲存起來，而這股力量將在下一步蹬出時被釋放出來。因此，彈簧般的下肢不會平白無故承受衝擊，而是先將之儲存，再予以釋出。

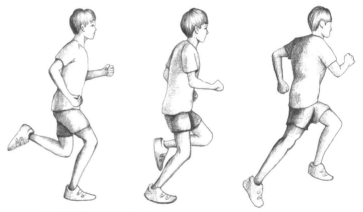

支撐腿觸地時會先儲存變形能，等待重心轉移後，再予以釋出。

綜合上述，人類的雙足奔跑就是將上述兩項特性結合起來。奔跑時，人體會利用地心引力帶動身體前傾下墜，讓位能轉換成動能，再藉著下肢的彈性形變轉換成變形能儲存起來。當上半身重心完成移轉後，儲存的變形能就會予以釋放，再次轉換成能量（動能或位能），而這股能量可在下一腳觸地時，再次被儲存釋放，不斷交替，如此反覆，這就是人類節能耐跑的關鍵。不僅如此，這股能量可被我們技巧性的使用，發展出跳高（位能）或跳遠（動能），

比如：田徑賽中的跳遠項目，就是結合動、位能的運動表現。從這裡我們可以理解，為何當我們想要跳更高或更遠，總是會先以助跑來累積能量。

假如要舉辦一場「世界級 · 跨物種」的跳遠、跳高競賽，人類雖非冠軍，但肯定是榜上有名的。世界冠軍頒給了袋鼠，袋鼠最遠可跳 13 米的距離，最高可跳 4 米。但人類也不差，美國選手 Mike Powell 在 1991 年創下跳遠 8.95 米的紀錄，古巴選手 Javier Sotomayor Sanabria 在 1993 年創下跳高 2.45 米的紀錄。

奔跑是行走的延伸，讓能量得到更高效的使用，甚至透過技巧性的運用，還能發展出不俗的跳高、跳遠能力。但是奔跑的週期中，有 40% 的單腳支撐，60% 的雙腳騰空，大幅增加動態平衡的難度，讓奔跑成了一項困難的挑戰。人類該如何克服奔跑的挑戰呢？以下讓我們來檢視，人類做了哪些努力與其伴隨的代價：

奔跑的關鍵 1：粗長的跟腱

跟腱也就是我們所稱的阿基里斯腱，源自於古希臘神話文學中的英雄阿基里斯。傳說，阿基里斯在出生時，他的母親抓著他的腳踝以「倒蔥栽」的方式，將他放入冥河裡浸泡，使其擁有刀槍不入的身軀，但沒浸到的腳踝就成了他的弱點。不管傳說的真實與否，跟腱作為英雄的唯一弱點，可見其重要性。

中國古代與跟腱有關的記載就是「刖（ㄩㄝˋ）刑」，最初是斷其腿骨，武則天朝代將其改良成斷腳筋。雖然殘忍，但這樣的懲罰通常只針對盜匪。類似刖刑，不只出現在中國古代，也紀載於其他的古文明，目的都是在剝奪人的行動能力，尤其在古代，沒了行動能力幾乎等同死亡，算是一種變相的凌遲。

為何這條肌腱如此重要呢？我們先來認識跟腱，主要由腓腸肌與比目魚肌向下融合而成，並連接於跟骨後側，其功能是彎屈小腿與足部蹠屈。奔跑時的跟腱，不只能透過彈性形變產生回縮力，當人體需要衝刺時，還可執行強而有力的收縮來產生強大的推蹬力。再者，跑動中需要變向時，跟腱還可搭配腳踝動作，執行左右跳動、來回折返。如此技巧，在籃球員身上展露無疑。有趣的是，黑猩猩的跟腱不到 1 公分，但人類的卻長達 10 公分，而且相當粗寬。研究更發現，跟腱可幫助我們在奔跑時減少 35%的能量消耗，是人在奔跑演化中最節能的組織。

完美的足部槓桿 **足弓與跟腱**

還記得足弓嗎？行走時的足弓扮演緩衝吸震、壓縮回彈的功能。這項功能在奔跑時更是發揮的淋漓盡致，因為奔跑產生的巨大衝擊力會增加足弓的形變幅度，同時產生更大的回彈力。研究發現，足弓雖小，卻可幫助我們在奔跑中降低 17%的能量消耗，是人在奔跑演化中「性價比」最高的結構。[31]

足弓與跟腱，同為緩衝吸震、儲能釋放，不過兩者仍有不同。足弓，是足骨結構組成的，具剛韌性，無主動收縮性，利用壓縮回彈幫助奔跑節能；跟腱，是肌肉 & 筋膜組織組成的，具延展性，利用拉張回縮幫助奔跑節能，必要時，還可透過主動收縮來增進功能。兩者通力合作下，幫助人類在奔跑時節省 50% 以上的能量。對資深跑者來說，若以最節能的方式跑步時，身體不僅感到輕鬆，甚至會找到一種可以無窮盡跑下去的感受，這意味著，此時的奔跑充分運用到足弓的壓縮回彈與跟腱的拉張回縮，並借助地心引力的動、位能轉換，完成了跑步。

同樣地，利害總是相生伴隨，為了奔跑演化出的跟腱也造成我們不少的困擾，由此衍生的病症就是跟腱損傷，像是籃球員絕症，指的就是跟腱斷裂。

更多內容，請參閱補充資料 11：籃球員絕症

■ 跟腱損傷

這裡我們再來學習一個觀念，就是人體的組織結構通常對於拉張力、壓縮力有較好的承受能力，但卻弱於承受**橫向剪力**。換句話說，橫向剪力比較容易破壞人體的組織結構。比如：高處跳下與橫向撞擊相比，相同作用力下，橫向撞擊更容易造成損傷。

由此來看，人類粗長的跟腱，配上靈活度高的腳踝，可說是一種致命的組合，因為活動度高的腳踝，一旦偏離了中立位置，

將使得跟腱受到更多橫向剪力的影響，進而加重組織負擔，所帶來臨床病症，像是跟腱炎、跟腱撕裂、斷裂…等。

檢視日常生活，哪些原因會加劇跟腱負擔呢？

1.不佳地質

下肢踩踏於硬質地時，反作用力是由足弓與跟腱共同吸收承擔，當地質越硬，跟腱的負擔也就越大；相較下，軟地質能協助分散踩踏的反作用力，故能降低跟腱的負擔。

2.重量因素

奔跑是行走的加強版，據 Giddings, VL 等人的研究發現，跟腱在行走時須承受 3.9 倍體重，在奔跑時須承受 7.7 倍體重 [32]，所以體重越重，跟腱的負擔就越大。

3.活動不足

當組織活動不足時，跟腱就無法得到強化或延展，進而造成組織強度、彈性、延展性變差，間接增加損傷的風險。

4.不適鞋具

這裡我們先撇除一些設計不良的鞋款，單論鞋子種類，就像背包一樣，五花八門。鞋子的設計，也因應不同的運動需求，發展出合適於它們的鞋款。

舉例來說：籃球鞋的「護踝」通常設計高且包覆多，也就是我們所稱的高筒鞋，這是因為籃球運動常有左右變向的需求，腳踝特別需要穩定控制，同時也可保護跟腱或韌帶；

對比下，攀岩鞋的護踝較低且包覆少，這是因為攀岩時需要運用到腳踝多元的活動，所以不能予以過多的限制；再者，網球鞋的「楦頭」通常較寬大，這是因為網球運動常有滑步移位的需要，故而著重止滑效果；對比下，短跑鞋的楦頭則較窄小，這是因為短跑競速時必須減少觸地時間與摩擦阻力。因此，鞋款設計與運動需求密切相關，如果選錯鞋款，就算是一雙好鞋，也可能增加跟腱負擔。

話說，我有雙登山鞋（鞋底硬、包覆緊），有次使用它來長跑，結果我的小腿與腳底痛了好幾天。我怪罪這雙登山鞋，認為它設計有瑕疵，不是雙好鞋。試問，登山鞋錯了嗎？

更多內容，請參閱補充資料 12：致敬駕馭高跟鞋的勇士

5. 不當力學

容易對跟腱產生橫向剪力的動作，常出現在轉身折返、左右變向…等競技類動作，比如：籃球、網球，這也是為何這類型的選手常有跟腱病症的原因。

6. 過度使用

相較於走路，跑步其實更容易造成組織的過度使用，因為跑步承受的衝力更多、形變幅度更大，動作次數也更頻繁，所以多數的跟腱損傷患者與跑步有關。Paul W. Ackermann 在其著作中提及，經常跑步的人群約有 30% 的人罹患過跟腱炎，其年發病率約 7-9%，且容易反覆發生。[33] 舊話重提，**雖然過度使用容易導致勞損，但活動不足產生的影響**

更深遠。對運動愛好者來說，只要妥善擬定運動計畫，並適時予以放鬆或伸展，多數的運動傷害是可避免的。

奔跑的關鍵 2：厚短的臀肌

奔跑時的雙腳會輪流支撐與推蹬，理當軀幹也會跟著左右偏移或晃動搖擺。但神奇的是，在奔跑中，軀幹擺盪幅度並不大，甚至上半身可以維持直挺。這是如何辦到的呢？這個發展關鍵也曾出現在直立與行走。有印象嗎？我們在 2.1 章節中提及：

" 人類的髖骨，前後勻稱、左右均勻，宛若托盤 "

宛若托盤的髖骨，除了加大支撐面外，還有個重要的目的，就是增加臀肌附著於骨盆的面積，這樣才有利於增強肌肉的控制力，讓臀肌更容易「抓住」骨盆。再者，我們在 2.2 章節中提及：

" 單腳站立時，臀肌會變得緊實，目的在穩固骨盆位置 "

穩固骨盆位置可減少脊柱傾斜，降低力矩產生，讓我們可以在奔跑時保持軀幹直挺，而且當人需要單腳站立的比例越多時，臀肌的功能就越展露無遺，比如：跨物或跳躍，就需大幅仰賴臀肌的協助，所以臀肌是人體維持平衡穩定的關鍵。這也是我們的臀肌比其他腿部肌群更厚實，甚至比黑猩猩的還要大的原因。[34] 舉個臨床案例：胡先生，是馬拉松愛好者，在一次超馬賽事結束後，無法跨坐機車或下樓梯，正是因臀肌痙攣所致。

只不過如此發展的肌肉型態，也讓人類付出不少代價。比如，四足哺乳類或黑猩猩的臀肌，相當薄長，因而有更好的收縮距離，利於爆發衝刺；相較下，人類的臀肌相當厚短，雖獲控制力，但失去了收縮空間，也就沒了爆發力。再者，我們的臀肌相對於其他動物而言，特別容易在「坐姿」時受到壓迫，進而導致髖臀病症。

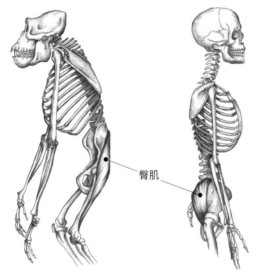

臀肌

黑猩猩的臀肌，薄長延伸；人類的臀肌，厚短集中。

■ 臀部痠痛

　　文化環境使然，現代人走動跑跳的活動逐漸減少，取而代之的是更多的「坐」，然而坐姿容易壓迫臀部組織，進而造成代謝循環不良，所帶來的臨床病症，像是臀部痛、髂徑束症候群…等。

　　檢視日常生活，哪些原因會加劇上述問題呢？

1. 不良姿態

當組織結構長時間偏離自然位置時，容易造成組織長度與張力的失衡。其中，「彎腰屈髖」容易造成臀肌受到拉張，「斜躺翹腳」容易使臀肌緊縮變短。

2. 不當力學

當下肢動作違反運動規律時，將產生異常的拉張力或壓縮力，進而影響組織的內力平衡。其中，常造成髖臀痠痛的錯誤力學，像是轉身搬物、單側拖重。

3. 過度使用

主要常發生在跳躍、跑步的運動類型，比如：許多新手在挑戰馬拉松時，身體容易因過度疲累而出現明顯的晃動搖擺，便與臀肌發生痙攣有關。

4. 長時姿勢

主要發生在久坐族群，因為 70-80% 的體重會落壓在臀腿區域。額外一提，即使我們採取標準坐姿，也仍會造成組織的壓迫。可以的話，我們應適時離開座位，並活動伸展。

> 更多內容，請參閱補充資料 13：什麼！坐太久也會有跑者膝？

時事趣聞 臀部，不只是臀部！

對喜愛健身的人來說，練臀是相當重要的訓練項目，尤其是練就一個漂亮的臀形。但話說回來，為何我們會在意臀部呢？以下我們提出兩個研究觀點：

1. 性別觀點

據研究顯示，30% 以上男性的第一眼會看女性的臀部，40% 以上女性的第一眼會看男性的臀部，所以臀部是人類的一項性魅力。

2. 年齡觀點

隨年齡增長，臀部的肌肉與脂肪的比例會逐漸產生變化，女性的臀部會逐漸下垂，男性的臀部則是越漸乾癟，所以臀部是一項年齡指標。

由此可知，臀部不僅是性魅力，也顯露年齡狀態。就生物演化的角度，更暗示著：是否適合配對。來！摸摸自己的內心，你是不是也受原始本能的影響而欣賞他人的臀部呢？但不管如何，鍛鍊臀肌是必要的，因為臀肌不只可以穩固骨盆，協助行走與奔跑，還有助於提升平衡能力，降低跌倒的風險。

奔跑的關鍵 3：頭項結構

我們先來複習一下有趣的中文字「項」，本義是頭的後部，也作經費、姓氏、地名或分項事務的量詞。本文所述的項，是指頸部，而頭項也就是頭部、頸背的統稱。

跑步時，頭項的穩定有多重要呢？這裡我們必須先理解三件事：其一，跑動時身體會產生震盪；其二，震盪會隨著高度距離（施力臂）影響頭部的晃動程度；其三，頭部晃動會干擾視覺訊息的輸

入，萬一晃動過大而無法有效調節時，便會感到疲勞不適或頭昏眼花。你可以嘗試以下體驗來進一步感受：

1. 盯著書中的某一字，然後晃動頭部一分鐘左右。
2. 原地跳躍，看完書中某個段落。

上述狀況都能輕易讓我們感到不舒服或疲累，而且晃動的幅度越大、速度越快或時間越長，不適感就會更加明顯。這也是爲何在車上看書或手機容易暈車的原因。

回頭來看，跑步對頭部的影響在於，雙腿踩踏產生的上下震盪，軀幹轉動產生的左右扭轉。在垂直、水平的力矩作用，彷彿乘坐雲霄飛車，早該讓我們暈頭轉向。爲何我們能安然無事？

猶他大學的生物學家 Dennis M. Bramble 與哈佛大學的生物科學教授 Daniel Lieberman 的研究發現，人類的頭項演化發展出一個重要的小結構，稱作 nuchal ridge，這是許多動物缺少的，包含黑猩猩與古人類也都沒有這樣的小結構。nuchal ridge，譯作項脊。你可以想像它是位在後腦杓上的一個小山脊。項脊延伸出的脊線會在後腦勺刻劃出一個「干」字，上面一橫是上項線，下面一橫是下項線，中間一豎是正中項線。其中，項脊上有條非常重要的組織，就是**項韌帶** (nuchal ligament)，它附著於正中項線並向下延伸七個頸椎的脊突，同時與頸椎上的棘上韌帶連結在一起。Lieberman 在《The Evolution of the Human Head》中描述到：

> 人抑制頭部震晃的功臣之一，是項韌帶。這一小塊奇妙的筋，就像沿著頸部中線連接後腦和手臂的橡皮筋。它最早在早期人屬身上被發現，但猿猴與南猿身上卻沒有。…因爲項韌帶是連結了頭部與手臂，所以一旦你的頭部因單腳觸地而向下掉時，項韌帶便會拉住頭部，使頭部保持平衡。"

除此之外，相關研究指出「肩部肌肉」會透過項韌帶將肩帶連接於頸椎，「頭部肌肉」也會透過項韌帶將頭部連接於頸椎。換言之，這條不起眼的韌帶讓頸椎成爲「頭、肩」的運動軸心，所帶來的好處就是，當頭部劇烈甩動時，項韌帶能減少頭部甩動對軀幹的干擾；反之，當軀幹劇烈擺動時，項韌帶能降低軀幹震盪對頭部的干擾。是故，項韌帶除了穩定頭頂外，還能降低頭部、軀幹彼此之間的干擾，讓我們在奔跑時，卽使用力擺盪、搖晃身體，也可保持頭頂平穩。

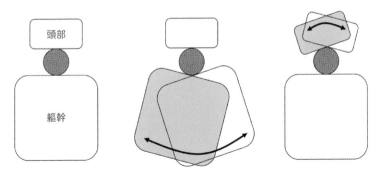

項韌帶讓頸椎成爲「頭、肩」的運動軸心。

等等！還沒結束！人類可是花了不少功夫在發展頭項穩定，還有一些演化特徵，我們來快速了解：

1. 枕骨大孔

人類枕骨大孔的位置趨近於頭顱中央，目的在拉回頭顱重心，讓頭顱中心接近身體中線。相較下，四足哺乳類動物或黑猩猩的枕骨大孔位於頭顱後方，所以頭部較趨前。

反觀現代人常有的低頭姿態，讓頭顱前傾，以致枕骨大孔的位置相對處於頭顱後方，變得像四足哺乳類動物或黑猩猩。要是人類的祖先知道不久的將來，後輩都活在低頭姿態，他們肯定會掉下淚水，因為他們花了千萬年演化出的特徵，轉瞬間，付之東流。藉此醒思！3C 產品推進人類文明，反將身體「踢回」猿猴時代，是不是格外諷刺呢？

2. 頭骨形貌

黑猩猩的腦容量平均約 400c.c.，現代人的腦容量平均約 1400c.c.，為了填塞這些多出來的腦容量，我們發展出的頭骨，不只左右向發展，也前後延伸，讓我們的頭顱圓潤均勻，如此才能使重量平均分布。以生活物品來比擬：黑猩猩的頭顱像是一顆橄欖球，人類則像是一顆籃球。

3. 肩膀特徵

奔跑時的骨盆轉動較大，角動量也更多。雖然我們可以透過雙臂的擺幅與擺速來抵銷多餘的角動量。但問題來了…

我們曾在上文描述：

" 肩部肌肉會透過項韌帶，將肩帶連接於頸椎 "

也就是說，當肩臂的擺盪超出允許的範圍時，產生出的慣性力仍會經由項韌帶傳遞到頸椎，進而影響頭項穩定。不過演化學家從古人猿露西保留的肩膀中發現了一個相當重要的演化特徵，肩胛棘 (spine of the scapula)，它將斜方肌分隔成「上、中斜方肌」與「下斜方肌」，如此的好處在於讓角動量止於下斜方肌，減少慣性力向上傳遞，宛若防火巷的概念，目的在阻止火勢蔓延。相較下，黑猩猩的斜方肌沒有演化出分隔，一旦要雙足快速奔跑，就必須耗費能量讓肌肉來穩定頭項。

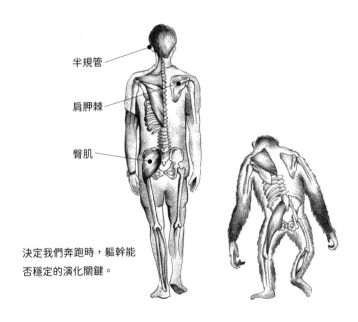

半規管

肩胛棘

臀肌

決定我們奔跑時，軀幹能
否穩定的演化關鍵。

優劣相隨，爲了降低慣性力、角動量對頭部的影響，人類的頭頸組織相當柔軟，而且缺乏強度與剛度，因而成了人類最致命的弱點。相較於其他動物，我們的頸椎特別容易因爲外力而造成嚴重損傷，甚至失去性命。不僅如此，缺乏強度的頭項結構，更帶來了諸多的頭項病症。

■ 頭項病症

穩定頭項的組織，除了項韌帶，還包含鄰近的肌肉 & 筋膜組織，比如：頭半棘肌、頭夾肌、頸夾肌…等，一旦組織不堪負荷，便會導致頭痛、頭暈、頭悶脹，甚至是項韌帶鈣化。

額外一提，項韌帶發生鈣化，通常不會有任何症狀產生，許多人常在健康檢查時意外發現自身有此問題。一般來說，鈣化的成因與組織長期反覆的損傷有關，是一種鈣鹽沉積，如同贅骨增生或結節生成，是一種人體結構補強的策略，所以項韌帶鈣化的另一層意義是在保護頸椎並增加穩定，故有助於減緩頸椎病的發展。但反過來說，萬一被檢查出項韌帶鈣化，其實也代表頸椎病正在進行之中，應審慎視之。

檢視日常生活，哪些原因會加劇上述問題呢？

1.不良姿態

當頭項長時間偏離自然位置時，將使頭頸組織拉張變長或緊縮變短，進而造成組織失衡。其中，常造成頭項病症的不良姿態，像是低頭、下巴前伸。

2.不當力學

當頭項活動違反運動力學時,將產生異常的形變力,進而影響組織的內力平衡。其中,常見的錯誤力學,比如:女性常以大幅度「甩頭」的方式來整理頭髮、曾經流行的「甩頭舞、搖頭舞」。額外一提,若枕頭或安全帽的大小、尺寸、材質不合適時,也容易造成頭項組織的壓迫。

奔跑的演化 4:活動度大的肩膀

在 2.2 章節,我們知道擺動肩臂能初步釋放角動量,甚至擺動後產生的慣性力有助於抵銷隨後產生的角動量。在本章節,我們知道肩胛棘的分隔可抑止角動量上傳至頭部,減少對頭部的影響。所以,人類若要能高效行走或奔跑,肩膀絕對不能置身事外。為了更進一步認識肩膀,現在我們先來嘗試以下體驗:

1. 緩慢走路,觀察雙臂的擺動幅度。
2. 疾步快走,觀察雙臂的擺動幅度。
3. 走路時,單一手臂固定不動,觀察另一手臂的擺動幅度。
4. 走路時,雙臂固定不動,感受身體的晃動程度。

正常來說,緩慢走路時,我們雙臂擺幅較小;疾步快走時,我們雙臂擺幅會變大(或變快)*;當你一手固定不動來走路,另一手擺幅就會變大;若雙臂固定不動來走路,這時身體的晃動會變得更大。額外一提,當我們一手提重物、勾包包或單揹肩包時,

---

* 註:一般來說,步距大小會影響肩臂擺幅,步頻多寡會影響肩臂擺速。舉例來說:當你加大步距快走時,肩臂會增加擺幅;當你以「小碎步」快走時,肩臂會改換成增快擺速。

另一手的擺幅就會變大，這樣容易造成肩部的疲勞或損傷。理想的話，「兩手空空」或採「後背包」，解放雙手來走路對身體比較好。

從上述我們可以理解擺幅與角動量是密切相關，當行進的速度越快，角動量越多，人體就必須增加肩臂擺幅（或擺速）來抵銷或釋放角動量。如果角動量無法有效抵銷或釋放，這時就必須用到更多的肌肉來維持軀幹穩定，這樣將變得耗能，也就無法長時間耐跑。我們來看一則有趣的研究，Christopher Arellano 讓 13 位參與者在跑步機上跑步，但手的擺姿各有不同，分別為：

1. 正常擺動。
2. 雙手放在背後。
3. 雙臂交叉在胸前。
4. 雙手放在頭頂。

結果發現，雙手放在背後比正常擺動多消耗 3% 能量；雙臂交叉在胸前比正常擺動多消耗 9% 能量；手放在頭頂上比正常擺動多消耗 12% 能量。因此，跑步時擺動雙臂是最節能的。相反地，若你想以跑步來瘦身的話，或許可以考慮將雙手放在頭頂。[35]

由上可知，人類發展出活動度大的肩膀，正是因為奔跑時有更快的速度，從中產生出更大的角動量，故而需要更大的肩臂擺幅來抵銷或釋放。接著就讓我們來了解人類肩膀的演化特徵：

既提及肩膀，我們必須先來認識肩帶，又稱胸帶，泛指脊椎動物前肢與軀幹相連的骨骼。人的肩帶是由肩胛骨、鎖骨與胸骨

所構成。由於肩帶的主要動作都是發生在**肩胛骨**，探討肩帶如同是在檢視肩胛骨，以下我們就以肩胛骨作為核心來思考。

先來瞧瞧其他脊椎動物的肩胛骨是如何？四足脊椎動物的肩胛骨，位在胸廓兩側，關節面朝下方並與前肢嵌合，這樣的結構具有極高的穩定度，但也失去了活動維度，比如：狗、貓難以張開前肢做出擁抱；猿猴或黑猩猩的肩胛骨，位在胸廓後外側（外開45°），關節面朝前外方，這讓牠們的上肢具有三維活動度，故能張開前肢環抱樹木。但一山還有一山高，箇中高手是人類，其肩胛骨位在胸廓後側（外開90°），關節面朝外，這造就了人類的肩膀擁有極大的三維活動範圍，尤其是肩外展與肩後伸。

有趣的是，演化學家認為活動度大的肩膀原本是為了奔跑而演化的，爾後竟意外發展出游泳與投擲技巧。其中，游泳增加人類對環境探索的範圍，投擲是人類成為頂級狩獵者的關鍵。額外一提，黑猩猩或猴子只能做簡單的「丟扔」，而非強而有力的投擲；相較下，人類可以進行強力的投擲，其關鍵就是肩臂有大角度的外展與後伸，如此才能增加施力臂與加速空間。因此，一位優秀的投擲手一定擁有很好的肩外展與後伸的活動角度。

只不過 Susan Larson 的研究發現，早期直立人的肩胛骨位置比黑猩猩、現代人更位於胸廓兩側，以致他們的肩臂活動度極差，所以這個時期的人種既不善於爬樹，也不具備奔跑能力，是人類演化過程的陣痛期。從而可知，演化發展並非一步登天，中間也必須經歷了漫長的適應調整。[36]

日月難並行，光影相伴隨。活動度與穩定度是一體兩面，發展活動度高的肩膀，也代表失去了穩定度。穩定度差的肩膀讓人類無法輕易抓握樹枝、懸吊擺盪，故而失去優越的爬樹能力。非但如此，活動度大的肩膀與我們肩部病症密切相關。

■ 肩部病症

為了發展活動度大的肩膀，人類的肩關節缺少了強而有力的肌肉、穩定嵌合的骨骼、完整包覆的組織結構，所帶來的臨床問題就是肩關節脫位、半脫位。Rachel Abrams 與 Timporn Vitoonpong 等人的研究發現，在人體的主要關節中，肩關節是最容易發生脫位的關節，脫位率占主要關節的 50%；再者，在肩關節不穩定的患者中，半脫位的關節占 84.6%，脫位的關節則是 15.4%，其中半脫位者更有高達 54.5% 的復發率。[37,38]

更多內容，請參閱補充資料 14：地表上最容易肩膀脫位的動物

不止於上述，肩關節的動作複雜又頻繁，容易增加鄰近組織的負擔，一旦組織不堪負荷，便會帶來常見的臨床病症，像是膏肓痛、肌腱炎、滑液囊炎、肩夾擠症候群…等肩部痠痛。肩部痠痛的發生率有多頻繁呢？以荷蘭為例，肩痛僅次於腰痛，屬於人體第二常見的肌肉骨骼疼痛，有 30% 屬於持續性疼痛，55% 為復發性疼痛，其中輕度疼痛約占 70%，重度疼痛約 15%；再者，其他的研究顯示，肩痛的年發生率為 29.3%，這之中女性的肩痛比例約為 15-26%，男性則是 13-18%。值得注意的是，肩痛發生

率會隨著年齡而急遽上升，好發年齡層約在 45-64 歲之間，尤其在 50 歲*之後，發生率將提高至 21-55%。[39,40,41]

就在此處，人類又要被頒兩項世界級的紀錄，名爲「地表上最容易肩膀脫位的動物」，與此同時，也成爲了「地表上最容易肩膀痠痛的動物」。

更多內容，請參閱補充資料 15：地表上最容易肩膀痠痛的動物

檢視日常，哪些原因會加劇上述問題呢？

1.不良姿態
當肩關節長時間處在不正確位置時，將會影響組織的平衡。其中，常造成肩部病症的姿態，像是聳肩或圓肩。

2.不當力學
當肩關節的使用違反運動規律時，將使特定組織承受過多的形變力而造成損傷。其中，主要造成肩部損傷的動作常出現在開放式動力鏈 (Open Kinetic Chain) 的運動中，比如：投擲、揮擊…等。

3.長時姿勢
當肩部長時間僵置固定時，將使代謝循環趨緩，間接造成血液流量、流速下降而影響養分供輸代謝，甚至改變肌肉

---

*註：俗稱的「五十肩」，一般泛指的是肩關節炎或肩周炎，因爲容易發生於 50 歲之後，故以「五十」稱之。只是五十肩，不單只是關節問題，其實也包含肌肉、筋膜等組織的功能障礙，比如：棘上肌肌腱炎、滑液囊炎。

張力、筋膜延展性，導致組織功能不良，此現象特別容易發生在 3C 使用者身上，像是電腦工作者或手機追劇者。

4.過度使用

當肩部組織過度使用時，久之便容易產生疲勞損傷，此現象常出現在特定職業工作者身上，像是油漆工或工廠作業員，所以常被稱爲職業病。

奔跑的關鍵 5：前庭系統

奔跑是一個相當不穩定的動態過程，稍有閃失或阻絆就會跌倒，所以人體必須在奔跑過程中，隨時調控姿態動作、定向定位以維持平衡穩定。其中，人體所倚賴的感覺回饋系統，分別如下：

1.視覺系統

就是以眼睛所見的來維持平衡。你若要了解視覺系統在平衡中扮演的角色，可以比較「張眼」與「閉眼」時的單腳站立。正常來說，閉上雙眼時，單腳平衡的難度會倍增許多，更不易保持平衡。

有個關於視覺回饋的實驗，內容爲請受試者原地站立，閉上雙眼，接著讓受試者周圍的「布幕場景」開始向後移動，與此同時，請受試者睜開雙眼。研究發現，當受試者睜開眼的那瞬間，若看到布幕場景是向後移動時，受試者的身體會不自覺跟著向後傾。由此可見，視覺訊息對人體維持平衡的重要性，也是所有感覺輸入訊息中最被倚賴的。

2. 本體感覺系統

本體感覺受器主要分布在肌腱、韌帶及關節囊上，主要用來偵測關節位置覺、運動方向覺、振動覺、負重感覺等。最簡單的體驗就是：閉上雙眼，然後拿起你桌上的茶杯，喝一口水。這時，我們的動作會有些緩慢、不安或遲疑，但我們就是有辦法精確地拿起茶杯來喝水。

著名的 NBA 射手 Ray Allen，在一次訪談中談到他曾經進行一項特訓，內容是將球場內的燈全關閉，在伸手不見五指的狀況下，讓自己在不同的三分線位置進行投籃訓練。Ray Allen 表示這項看似瘋狂的特訓，確實讓他在接到球後，不必刻意用眼睛瞄準籃框，便可做出命中率高的投籃。不瞄框投籃，不只考驗自身球感，還包含著出手角度、位置、姿勢、力道…等要素的掌控，可說是把本體感覺系統發揮到了極致。其他的 NBA 球員也有過類似的訓練，比如：射手 Klay Thompson 就做過矇眼投籃訓練。

3. 前庭系統

視覺、本體感覺固然重要，但接下來我們要介紹的前庭系統才是靈長類真正的優勢所在。前庭系統是由前庭部與三半規管所組成的平衡系統，其中前庭是負責靜態平衡為主，半規管是負責動態平衡，尤其是空間中的轉動。

這裡要特別來談的是三半規管，它分別是上、後、外側（或稱水平）半規管組成的。半規管彼此相互垂直，可用來偵測

三度空間的變化，就像是陀螺儀裝置。再者，當身體在移動中發生旋轉時，半規管還可協助整合訊息（來自耳石、視覺、本體感覺的訊息）以調控身體的姿態動作，幫助我們在動作過程中穩定視線。

Fred Spoor 等人以演化訊息分析了 91 個靈長類與 119 個哺乳類動物群中發現，半規管的曲率半徑與哺乳類動物的運動敏捷性有正相關，而且相同比例體重或體積下，運動越敏捷的動物，半規管的尺寸也越大。[42] 有趣的是，在相同比例體積或體重中，靈長類比其他哺乳類動物擁有更大尺寸的半規管。研究人員認爲這與靈長類的運動模式有關，因爲在懸吊攀爬的活動中，除了要適應頭部的轉動晃盪外，也要能在不斷變化的空間中定向定位。

再者，Marwan El Khoury 等人以斷層掃描技術 (Micro CT) 分析了人類與其兩個近親，倭黑猩猩與黑猩猩。結果發現，人類的半規管尺寸比牠們更大。換言之，在相同比例體重或體積的動物中，人類的半規管尺寸是最大的。[43]

　　生物演化專家認爲人類優秀的前庭系統，尤其是半規管，與奔跑的演化適應有關。半規管可以在跑步時偵測頭部的轉動晃盪、空間位置、移動速度，並使眼睛與頸部肌肉作出適宜的反應，有助於人類在動作進行中維持平衡穩定，是我們可以穩定奔跑的關鍵。只不過作爲定向定位的前庭系統，一旦失調，所帶來的臨床病症就是駭人聽聞的**眩暈症**。

■ 眩暈症 (前庭失調)

　　什麼是眩暈呢？跟暈眩又有何不同呢？就字義上來說，眩暈 (vertigo)，卽人眼睛所見的景物先發生轉動搖擺，進而導致身體晃動不定，簡單的說，就是身體本身是靜止不動，但眼前景物卻在轉動。比如：當我們快速地「原地轉圈圈」，沒多久便會暈頭轉向，這時躺在地上就會有天旋地轉的感受，這就是前庭覺失調造成的眩暈。反觀暈眩 (dizziness)，卽身體先產生晃動不定，才導致眼睛所見的景物「跟著」晃動搖擺，比如：清晨起床時的頭暈，或是蹲姿起身時的頭暈。

　　暈眩常見於日常生活中，通常與血壓、血糖、貧血等因素有關，症狀可大可小，但通常不嚴重。相較下，眩暈雖然發生率不高，不過一旦發作起來，常讓多數患者噁心嘔吐，甚至嚴重影響日常生活。追究原因，多數與外傷、病變、感染、年齡、性別…等因素有關，尤其是年齡與性別。

　　Ying-Ta Lai 等人發現，台灣在 2006 年中共有 527,807 位成年患者 (男女比例爲 1：1.96) 發生眩暈，平均每 100 位成人中就有 3.13 例 (3%)，且有高達 37.7% 的復發率，其中最容易發作的族群集中在年長女性；Hannelore K. Neuhauser 的研究顯示，眩暈症的年盛行率約 5%，每年發病的新個案約 1.4%，男女比例爲 1：3；再者，R. Teggi 等人分析了 2672 位受試者中發現，超過 50 歲後，眩暈症的發生率將會提高 1.8 倍，其中女性更會提高至 4.4 倍。[44,45,46]

眩暈症不是人類獨有的，其他動物們也是會發生，同樣是發生在歲數大的動物身上，其症狀表現包含有平衡問題、無法穩定站立、無法滾翻、眼球震顫、嘔吐⋯等。只是人類被認為是更容易發生眩暈的族群，正是與靈敏的前庭系統有關。

觀古鑑今 折磨一代梟雄，曹操的頭風病。

《三國演義》二十二回寫道：

> "檄文傳至許都，時曹操方患頭風，臥病在床。左右將此檄傳進，操見之，毛骨悚然，出了一身冷汗，不覺頭風頓愈⋯"

後來，就是大家所知的，華歆找來了華佗。華佗在診斷後，告訴曹操：

> "大王頭腦疼痛，是因患風而起。病根在腦袋中，風涎不能出，枉服湯藥⋯某有一法：先飲麻沸湯，然後用利斧砍開腦袋，取出風涎，方可根除。"

曹操的腦袋瓜裡到底發生什麼事？根據現代醫學來推論，曹操的顱內應該有個血塊，即風涎，可能與腦中風（腦溢血）、腦創傷（頭部撞擊）有關。華陀想為他施行的，就是現代外科中的開腦手術，目的是在清除血塊。

只是要以利斧砍開腦袋，這也未免太…驚悚了！

這不能怪曹操的多疑，要是我也很難相信華陀。後來，華陀就在曹操的監獄裡被下屬折磨至死。這裡我們必須引以為鑑，醫病關係是需要時間醞釀、耐心溝通、相互信任…等，不然下場就是…大家來「告」啊！

話說回來，頭風是什麼？有何症狀表現？曹操的感受又是如何呢？根據明 董宿的《奇效良方》中描述的**頭風**：

" 頭痛，眩暈痛極，風寒在腦，頭痛眩暈，嘔吐不止。"

從中可知，曹操可能不只有頭痛問題，應該還伴隨頭暈嘔吐，所以有一說是曹操同時罹患了眩暈症。額外一提，眩暈症並非病因，只是症狀表現。有不少疾病都會誘發眩暈，其中腦中風就是誘發症狀的病因之一。因此，若有突發性的眩暈症狀，請務必留心腦血管。

《雙足代價》
重新認識自己

你對於自己是誰與擁有什麼的態度，
是非常小的事情，卻會造成非常大的差異。

《Theodore Roosevelt》

　　現在讓我們再次回顧人類為了**雙足**直立、行走與奔跑，付出了哪些不為人知的努力，同時又伴隨哪些必須面對的問題呢？

　　首先，人類為了長時間、穩定地雙足直立而演化出：

1. 前後左右、均勻發展的髖骨；口面朝上、接近水平的骨盆。
2. S 型曲線的脊椎、5 節腰椎骨、楔狀形腰椎骨。
3. 環繞包覆、張力均衡的肌肉 & 筋膜組織。

　　上述這些直立的演化特徵給人體帶來的負擔，諸如：恥骨聯合功能障礙、薦髂關節功能障礙、尾骶骨功能障礙、腰椎前凸、胸椎後凸、脊椎側彎、椎間盤突出、骨裂滑脫、肩痠背痛、結節組織與下肢腫脹。

再者，人類為了雙足行走而演化出：

1. 筆直的腿。
2. 併攏厚短的腳趾。
3. 凹拱的足弓。
4. 微向內的腿。

上述這些行走的演化特徵給人體帶來的負擔，諸如：下肢關節退化、腳趾變形、腳掌痠痛與髖膝病症。

最後，雙足奔跑是行走的進階，除了沿用行走的演化設計外，更發展出：

1. 粗長的跟腱。
2. 厚短的臀肌。
3. 頭項結構。
4. 活動度大的肩膀。
5. 前庭系統。

上述這些奔跑的演化特徵給人體帶來的負擔，諸如：跟腱損傷、臀部痠痛、頭項病症、肩部病症與前庭失調。

總和上述，我們可以清楚知道：直立主要帶來了脊椎病，行走主要帶來下肢病，奔跑除了下肢病外，更帶來肩臂、頭項問題。這就是我們的身體，優缺並存，盡在不言中。細數以上種種，幾乎多數人都面對過這些病症，就算還沒親身經歷，一定也常聽到。

實乃這些病症的本質，揭露了人體天生弱點所在。只要我們還是人的一天，結構弱點就會一直存在，病症風險也會如影隨形伴著我們，直到生命盡頭…

"難道我們只能無奈地接受天生弱點嗎？"

話說，過去家中有一台老舊的國產車，家父開了二十多年仍保有不錯的狀況。這讓我心生好奇：父親的車怎麼能開這麼久，還可維持良好的性能？

我詢問家父，看能否從中找出什麼撇步…

家父只是以輕鬆的口吻回答：「就是要定期保養啊！」

我疑惑：「定期保養？就這麼簡單嗎？」

家父接續地說：「定期保養，只是基本的！每台車的車性都不同，你一定要非常了解你的車，不能只是關注性能、馬力、油耗，你還要對於車子的用途、基本的零組件…等有一定程度的了解。再者，駕馭車時要專心，注意路況，避開坑洞或障礙物。還有，車齡會增長，對待老車要更溫柔一點，盡量不要刻意操它，比如：猛踩油門、急踩煞車…」

就算我不是一個特別懂車的人，也能感受到家父認真、積極與珍惜的一顆心，這顆心讓家父仔細去理解他的車，同時也因為理解而善待他的車。最後，得到善待的車，給予家父最大的回報就是維持穩定的性能。人體結構比一台車更精細複雜，我們能否

有足夠的認真、積極與珍惜的心呢？若有的話，這副身軀贈予你最大的回報，就是保持功能，直至終老。

本章最後，引述《孫子兵法》所提：

" 知彼知己，百戰不殆；

不知彼而知己，一勝一負；

不知彼，不知己，每戰必殆。"

要擊敗疼痛大魔王，首在**知己**，對身體的理解越多越仔細，我們就越能克服或避免天生的弱點。但光憑這樣是不夠的，因為「知己不知彼，一勝一負」，所以下一章我們將從**知彼**的層面，讓你了解其他造成疼痛的原因。你準備好了嗎？

■ 圖說故事

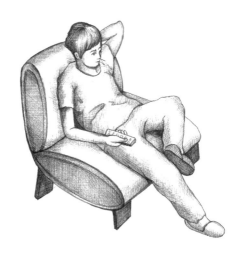

左圖是一個常見的不良姿態，但究竟何處不妥呢？

1. 肩帶上旋（左肩）

此將造成「上斜方肌」緊縮，並拉張「前鋸肌、下斜方肌」。其中，失衡的上斜方肌與肩頸痠痛有關；前鋸肌與肩膀痠痛、肩關節受限有關；下斜肌與膏肓痛有關。

2. 脊椎前屈（胸、腰）

此將造成「胸腹筋膜」緊縮，並拉張「後背肌群」。其中，失衡的胸腹筋膜會影響呼吸、腸胃等功能；後背肌群與背痛、椎間盤突出有關。

3. 骨盆後傾

此將造成「髂腰肌、梨狀肌」緊縮，並拉張「大腿前側肌群」。其中，失衡的髂腰肌與下背痛有關；大腿前側肌群與步行能力有關；梨狀肌與下肢痠痛有關。

4. 髖骨外開（左髖）

此將造成「臀肌」緊縮，並拉張「鼠蹊部」。其中，失衡的臀肌與臀部痛、單腳支撐平衡能力有關；鼠蹊部會影響膀胱與血液、淋巴系統。

5. 股骨外轉、膝彎曲（左腿）

此將造成「髂徑束」緊縮，並拉張「大腿內側肌群」。其中，失衡的髂徑束與跑者膝、外側膝痛有關；大腿內側肌群與鼠蹊痛、內側膝痛有關。

境
遇

恍若仙境，停下腳步，留戀；五彩繽紛，佇立良久，陶醉，
迷霧朦朧，困惑不已，迷惘；虛無飄渺，深陷其中，沉思。
我知道，你一定會設法掙脫，再次邁開生命的步伐…

第三章 步入秘境

CHAPTER
THREE

《人工環境》
受困於自己設計的
活動模式

人類不是環境的創造物，環境才是人類的產品。

引自《Benjamin Disraeli》

你是否想過⋯萬一哪一天，我們落難於荒島，就像電影《浩劫重生》的主角一樣，那時我們能否找回原始本能來拚命求生呢？近年出現了不少求生節目，像是原始生活 21 天、貝爾的求生教室⋯等，這些實境節目讓我們無須置身荒野，便可看著經驗豐富的求生專家被自然環境折磨得不成人形。究竟這些專家們要面對哪些環境的挑戰呢？

1.火源

火的取得在野外是相當重要，火可以用在取暖、驅離猛獸、煮水⋯等諸多功能，但升火不僅講究技巧，也消耗體力，還得看天候臉色，一旦成功升火，你還得無時無刻細心守護火源，確保火源能夠持續燃燒。火焰崇拜存在於世界各地區文化中，像是中國文化中的火神祝融、印度教的拜火儀式⋯等，足可見「火」與各民族之間的文化連結。

2.水源

人體內的水分占全身體重 60-70%，在缺水的情況下，人類平均只能存活 2-3 天。相反地，在水分充足下，即便不進食，人類仍可撐 7-10 天以上，比如：印度聖雄甘地，在少量進水的情況下，靠著意志力絕食長達 21 天。額外一提，人類的文化起源和河流是分不開的，像是印度河的印度文明、尼羅河的埃及文明、兩河流域的美索不達米亞文明、黃河與長江的中國文明。

3.遮蔽物

遮蔽物不只可禦寒擋雨，還可防止猛獸，讓休息更加安穩。只是搭建遮蔽物是個困難的抉擇，除了消耗體能、耗損資源外，更會限制日後的移動範圍。

4.食物

食物的獲取會決定長期生存的可能性，野外不可能隨時有獵物經過你面前，況且捕捉獵物需要技巧與運氣，也相當耗能。因此，許多求生者為了生存，必須強迫自己進食許多難以想像的食物，像是昆蟲、蜥蜴、腐肉…等。原始部落中，獵人是備受族人景仰的，而且最優秀的獵人常是首領的不二人選，因為能否餵飽族人，至關重要。

上述只是求生的基本要件，野外還有諸多的生存挑戰，比如：飽受蚊子叮咬而精神潰敗、因傷口感染而致命、連日大雨而失溫、烈日曝照而曬傷…等。反觀現今，拜文明科技的賜予，我們無須

追捕獵物就可不愁溫飽，我們無須行走奔馳就能輾轉兩地，我們無須攀登爬高就能居高臨下，有如 Lieberman 所說：現代人，即使是一般平民，都過著比兩百年前的貴族還要優渥！

" 人類準備要迎接童話故事般的完美結局嗎？ "

遺憾地，舒適的生活非但沒有使我們免除痠痛，反倒讓我們的身體比過去更容易發生疾病，比如：代謝症候群、慢性疲勞症候群、肌筋膜症候群…等，這些都是極為普遍的現代文明病，只是為何容易發生在舒適便捷的現代呢？此刻我們必須認真思考：

" 我們打造出的現代化環境，真的適合我們身體嗎？ "

若要探尋解答，我們必須先知道「現代」與「過去」有何差異？並了解這些差異對身體造成哪些影響？現在，再讓我們閉上雙眼，想像一下，人類文明是如何演進的…

最初的人類根源於古人猿 (距今 700-500 萬年前)，當時的古人猿並沒有能力獵食，只能靠採集撿拾來生存；經過漫長的歲月來到了直立人時期 (距今 180 萬年前)，這時已經可以初步使用石器，除了採集撿拾外，也開始進行狩獵；時光飛逝，進入了現代人類時期 (距今 20 萬年前)，這時的人類不只是地表上優秀的狩獵者，還能馴養動物並過著畜牧生活；爾後，人類走進了農業時代 (距今 5800-5500 年前)，農耕的發展讓食物的來源變得穩定，此時的人口獲得大幅成長，進而成就早期的古文明；一直持續到了 15-17 世

紀的工業時代 (1763-1970 年)，人類開始以動力機械取代人力勞動，將我們從粗活中解放；接著不到 200 年左右，人類瞬間飛躍至資訊時代 (1971 年至現今)，這個時期正是你我生存的時代，便利的 3C 產品，廣泛大量的資訊流通，讓我們不分晝夜，串連整個世界。

我們所稱的**現代化環境**，指的就是工業與資訊時代後，人類創造出的生活環境。如此的環境與過去有哪些不同呢？我們可以從六個面向來了解：

■ 交通環境

汽機車、船、飛機等運輸工具的發明，改變人對空間距離、時間速度的概念，比如：台北到高雄的時間與距離，你會因為選擇的交通類型而有明顯的差異。然而，交通工具對我們最大的影響莫過於身體活動量大幅減少。美國衛生研究院 (NIH) 的報告顯示，兒童、青少年時期的每天步數平均在 1-1.6 萬步 (男性：1.2-1.6 萬步；女性：1-1.2 萬步)，而成年人的每天步數平均在 0.4-1.8 萬步。但近年 (2010) 來美國人每天走路步數嚴重下滑，在 1000 名成年人中，男性每天走路步數僅約 5340 步，女性則是 4912 步。

史丹佛大學於 2017 年分析了全球 70 萬筆的資料後發現，每天走路步數與國家之間存在著明顯的差異，其中香港 ˋ (第一名，6880 步)、中國 (第二名，6189 步)、日本 (第四名，6010 步)、台灣 (第 26 名，

ˋ 註：香港是全世界平均壽命最高的國家，遠勝養生大國日本。相關研究推論，香港人的活動量與飲食文化，是他們成為長壽大國的關鍵原因。

5000 步)…等，而全世界人平均每天走路步數爲 4961 步，僅約 4公里。相比於原始部落居民的移動是每天 8-12 公里，試問現代人的活動量是不是特別不足呢？

再者，日本在 1997 年時的國民營養調查，當時男子的每天走路步數平均爲 8202 步、女子是 7282 步。一日超過一萬步的日本男女更有 29.2% 與 21.8%，但在 2017 年時卻下滑至 6000 步左右。這二十年當中到底發生了什麼事呢？

現代化的交通環境，使人類走路的優勢不在，讓現代人變得越來越不愛走路了。這是可以理解的，如果不動就可以生存，誰要活得那麼辛苦？但這樣眞的好嗎？此處，請你認眞思考一下，方便的「外送服務」對人體與環境造成哪些好壞的影響呢？

■ 行爲習慣

行爲是生物適應環境的一種反應，比如：使用手機，是現代人適應現代化環境的行爲。習慣是無意識下反覆出現的行爲，隨著行爲在相似情境中的重覆出現，便會增加情境和行爲的聯結，比如：吃飯配手機、睡前滑手機，是多數人從「手機行爲」中養成出相似共有的「使用習慣」。然而，我們是否認眞想過？

" 當一個新的科技產品、服務模式出現時，代表著什麼呢？"

是讓我們的生活變得更便捷？有效率？簡單？還是…

> " 我們往往聚焦科技「解決」了什麼問題，
>
> 卻忽略科技對我們「產生」了什麼影響。 "

這裡舉兩個例子：

1. 沙發

在我小時候，沙發就像是哆啦A夢的神祕道具。因為那個年代，多數人的家中只有簡單的藤椅或木椅，所以我們只聽過、看過，卻未真正坐過沙發。後來家中終於有了沙發，喜悅之情溢於言表，就像得到「哆啦A夢」的神祕道具，因為沙發實在比藤椅、木椅舒適多了，「又軟、又深、又矮」，讓我們可以趴躺一整天。

一好總帶來一壞，椅面太軟容易讓身體陷下去、椅面太深容易讓身體斜靠、椅面太矮容易讓軀幹與膝蓋彎拱而無法維持良好身形，與此同時，因舒適而讓坐的時間變長，並促使我們養成各種不良的姿勢習慣，比如：趴臥沙發、躺臥沙發…等。試問沙發帶來的舒適，對人體是好的嗎？

2. 手機

手機對我們小孩而言，已經不是哆啦A夢等級的道具，根本是阿拉丁神燈的三個願望。在我小時候，不要說滑手機，連碰的機會都沒有。手機只存在於大老闆或大哥的手

上，所以又稱「大哥大」，大小約兩個手掌大，外型像磚頭，厚重耐撞，常是過去電影中拿來「K」人的橋段。隨著時代進步，我們有了按鍵式手機，但這時期的手機沒有太強大的功能，頂多用在通話聊天、玩貪食蛇…等。以現今智慧型手機的角度，那時期的手機被戲稱為「智障型手機」。

現今功能強大的智慧型手機改變人的日常，從人際建交、購物、資訊取得…等，都讓現代人脫離不了手機，但長時間注視手機反而間接影響身體姿態、視力，甚至是精神情緒。試問手機為生活帶來便捷，但對人體有幫助嗎？

Lin Yang 等人針對 51896 位個案的調查中發現，從 2007 年到 2016 年，美國 12-19 歲青少年的每天坐姿時間從 7.0 小時增加到 8.2 小時；20 歲以上的成年人的每天坐姿時間從 5.5 小時增加到 6.5 小時；老年人則是從 5.3 小時增加到 6.1 小時，整體平均增加 1 小時。有趣的是，看電視這個數據與過去相比並無改變，所以學者們推測現代人比過去坐得更久的原因是來自於 3C 產品。換言之，一個 3C 產品的出現就讓現代人比過去多坐 1 小時。[47]

這裡分享一個臨床觀察，約莫在 2008-2010 間，有個知名的電腦網頁遊戲帶來了熱潮，讓許多人沒事都會在電腦前「點、點、點」，與此同時，復健科開始出現不少的年輕求診者，而且這些求診者多數是手肘、手腕的痠痛，當然還有他們的…食指！你猜得出是哪款網頁遊戲嗎？

不僅如此，約莫在 2014-2015 間，有一款手機的發行，讓不少服飾業者困擾，因為這款手機的尺寸突然加大，迫使許多產品的袋口設計或尺寸，都要配合這款手機作出改變。對醫院或診所來說，想當然耳，就是增加不少手腕痠痛的患者。你猜得出是哪個品牌機型的手機嗎？

蘋果創辦人 Steven Paul Jobs，原先設計手機的理想尺寸約在 4.3-4.5 吋之間，他認為這樣的尺寸可以同時滿足男女不同的手掌大小，又能達到單手持握、拇指滑撥的特點。只是人們為了減少眼睛疲勞而將尺寸加大，變相帶來的缺點就是更大的重量、更難單手持握滑撥，而這些問題也成了手腕受傷的原因。再次強調：帶來優點的同時，缺點也相應而生。

" 科技始終來自於人性，但有利於人體嗎？ "

■ **勞動特性**

1765 年，瓦特成功改良紐科門蒸汽機後，為工業革命奠定了基礎，也讓動力機械慢慢取代辛苦的勞力。最初一開始，這些動力機械只能執行簡單的工作，複雜的項目仍須由人們親自完成。隨著科技日益發達，動力機械能完成的任務也越來越多元，改換成人類執行特定或簡易的項目，比如：按鈕開關。如此勞動特性的轉換，對人類最大的影響莫過於動作變得**固定、單調、反覆**。

不僅如此，強調專業分工的現今，也造就相似的問題。比如：牙醫以特定的工作姿態，看診一整天；廚師左持鍋具、右拿刀鏟，炒菜一整天；美髮師拿著梳子剪刀，理髮一整天…等，以上這些辛勞的工作，讓原本靈巧多元的身體變得固定、單調、反覆。長久下來，侷限了身體動作與功能表現；反觀傳統的採集狩獵，身體的活動可以是豐富多元的。勞動特性的改變，在悄然無聲中影響我們的身體，讓姿態動作變得更加呆板，使得如今…

" 機器的功能越來越像人，而人的身體越來越像機器。 "

如此諷刺的勞動特性，對人體來說，是禍，還是福呢？

話說，傳統的父執輩總被冠上全能的稱號，家父也不例外，我的父親除了擁有專業的工作外，家中的水電裝修、土木工程、農耕農藝、裝潢設計、烹飪廚藝…等，幾乎樣樣精通、無所不包。有趣的是，他的職業是所謂的「坐辦公室」。相較於我們這一輩，我們常常專精於某一單項而忽略其他技能的學習，畢竟一技在身，如封萬里侯，其他的就委託外包、請人幫忙、花錢解決…等。若以使用身體的角度，究竟發展單一還是多元的技能好呢？

■ 資料訊息

在東方，中國的畢生發明了泥活字標誌印刷術；在西方，羅馬帝國的古騰堡 (Johannes Gutenberg) 出現了合金鑄造活字印刷並引發了一次媒介革命，在那之前，一本手抄聖經須耗時 1 年以上才

能完成。不止於此,印刷術造就歐洲的文藝復興,減少文盲人數,更在隨後的科學革命中扮演重要關鍵。相比過去,現今全世界一年出版量可達上億本書,資訊取得變得極為容易,加上網路的推波助瀾,讓我們活在一個超級資訊爆炸的環境。

究竟我們一天接收了多少資訊量呢?美國聖地牙哥大學在 2009 年的研究顯示,每人每天透過媒體接收的訊息量達到 10 萬字 (約一本書的量)。美國南加州大學於 2011 年的研究推算,2007 年的人們每日接收的資訊量相當於 174 份報紙,是 1986 年人們的 3 倍。2014 年,行動通訊軟體 LINE 宣布全世界每日訊息傳送量達 100 億則、每日貼圖傳送量 18 億則,加上每日語音通話達 1200 萬次,而這僅是其中一家通訊軟體而已。

我們不曉得人類的大腦是否已演化出處理大量訊息的能力,但可以確定的是,資訊一旦過量,思考的深度會下降,讓人容易忽略資訊的完整性。目前研究也已證實過量資訊的環境,會讓人變得焦慮,也與成人的注意力缺乏特質 (attention deficit trait, ADT) 有關。舉個生活例子:教導小孩時,有些家長會不厭其煩,反覆不停地「碎碎念」;有些則不苟言笑,只講「一句話」,對你而言,什麼樣的方式比較不會被當成耳邊風呢?

現代化的訊息環境,讓現代人「一天」的訊息量比 15、16 世紀的人們「一輩子」接觸的還要多。同樣一問,是禍,還是福?

更多內容,請參閱補充資料 16:丞相,起風了…

■ 步調效率

　　現代人凡事要求工作效率或講究做事速度，讓我們的生活轉速不斷被拉高，有如古龍的《小李飛刀》中寫到：天下武功無堅不摧，唯快不破。

　　但真的「快」而不破嗎？事物常有兩面性，要求效率容易讓我們的精神受到壓迫，強調速度則使我們身體變得緊繃。無論何者，都讓我們的身心靈無法得到真正的休息。更可怕的是，一旦長期浸潤於此，我們容易深受影響而無法覺察。

　　話說，長年生活於鄉村的我，因為工作關係來到了台北這座大城市。最初的城市生活並沒有使我覺得新鮮有趣，反倒讓我倍感壓力、神經緊張，尤其在搭乘大眾運輸工具時，我常心想：為何大家那麼**趕**，走那麼**快**，在**急**什麼，不會**累**嗎？神奇的是，在時間洗禮下，我開始變得跟周圍的人一樣，越走越快，越來越急，有時遇到走得慢而擋住我的人，還會令我有些不耐煩。

　　你是否也曾有類似的感受呢？比如：都市與鄉村、已開發與未開發的國家、人口密集與稀疏的地區…等，步調氛圍存在明顯差異，只是活在其中的人們無法察覺。為何不易察覺呢？我們可以從兩個簡單的生理因素來理解：

1.耐受度上升

　　從神經生理學來看，當人體不斷受到外在因素刺激時，神經的耐受閾值會跟著提高而使身體適應刺激。久之，同樣

的刺激就不足以激活神經，除非出現更大的刺激，像是喜歡吃「重鹹」的人，絕非一、兩天養成，而是越吃越重鹹。

如此特性，往好的想，代表身體的耐受度是可經後天訓練而提升；往壞的想，代表身體的感覺靈敏度會日漸變差，比如：酒量可以訓練、吃辣可以訓練…等，但這些不見得對身體是好的，甚至會產生負面的影響。

話說，我的年代，不管學校或家裡，因犯錯而被賞一道「竹筍炒肉絲」是很正常的。但是聰明的小孩都知道常被打的位置，打起來比較不痛，所以技術好的小孩會睜眼看著鞭撻下來的竹子，順勢以常被打的那個位置來接招。

2.感覺疲勞

從神經生理學的角度，當感覺受器受到持續性的刺激時，便會造成該受器對刺激產生疲勞的現象，我們稱之為感覺疲勞，像是溫泉泡久就不燙了，除非有落差產生，比如：三溫暖的泡湯方式。同樣的特性，往好的想，就是我們能快速適應不可抗拒的環境；往壞的想，代表我們容易失去感覺靈敏度而麻痺，像是有人因溫泉泡太久而熱衰竭。

動物都有適應環境的天性，人類也不例外，甚至人類的適應性還更加優越。只是代價就是容易失去覺察力，迫使自身過著快速步調、高壓氛圍的生活。然而，這樣的氛圍環境，有如溫水煮蛙、慢性毒藥般侵蝕身體，你聽得見身體發出的哀嚎聲嗎？

更多內容，請參閱補充資料17: 不斷加速的時間

■ 工時環境

　　你是否曾納悶爲何我們一天要工作 8 個小時，就像學生抱怨爲何一天要上 8 堂課。史學家 Yuval Noah Harari 在《人類大歷史 Sapiens: A Brief History of Humankind》中提到：採集狩獵時代的人們一天只要工作 2-4 小時。對比下，現代人的平均工時至少要 5-7.5 小時以上，以致現代人普遍存在**過勞現象**。我們絕對不能否定勞動的價值，因爲我們之所以有舒適的生活環境，無法單靠科技，還必須要有人的勤奮。只是現今高工時的環境，讓人體的負擔加大，難以獲得充分的休息，這樣的環境眞的適合人類生存嗎？人類仍在進化，只是目前尚未進化到可以適應高工時。

　　以上，就是現代化環境所呈現的樣貌特性，主要改變了現代人的活動量、行爲習慣、勞動特性、資訊量、步調壓力與工時。接著，我們來檢視身體受到的實質影響。首先，現代化環境對人體的第一個衝擊是**活動量不足**，其影響層面如下：

1.肌耐力下降

　　有如生物學家拉馬克 (Lamarck) 提出的「用進廢退」，肌耐力正屬如此。當我們的活動量大幅減少時，肌肉效能也會日漸低落。額外一提，人類的肌肉量大約在 20-25 歲發展到成熟飽滿的狀態，但到了 60 歲後，肌肉就只剩原本的 70-80%。其中，肌少症 (盛行率 10-25%) 更是現代年長者們要面對的課題。值得注意的是，S. C. Shaw 等人發現，肌少症與「久坐、肥胖、慢性病」等三項因素，密切相關。[48]

2.心肺功能低落

心肺功能,指的就是肺臟與心臟從空氣中汲取氧氣,輸送到身體細胞使用的能力。當人體的活動量大幅減少時,心肺無須頻繁作動,能力也就逐漸變差。

3.骨骼關節功能不良

我們的骨骼必須藉由「負重」來提高骨質密度,關節必須藉由「活動」來刺激關節液分泌,一旦活動量大幅減少,骨骼強度與關節活動力,一定會越來越差。

4.代謝循環不良

身體是透過全身的體液循環來進行養料廢物的交替,其中血液的占比最大。然而,血液循環,不能單靠心臟打血,還得依賴肌肉幫浦。當身體活動量大幅減少時,心肺與肌肉活動便會趨緩,循環代謝能力自然跟著變差。

再者,現代化環境對人體的第二個衝擊就是**姿勢僵固**與**動作單調**,其影響層面如下:

1.肌肉長度失衡

當身體長時間擺置在失衡的姿態或執行單調反覆的動作時,容易造成肌肉受到異常拉張或呈現緊縮,進而影響肌肉的功能表現。比如:坐姿辦公者,腿後肌群容易呈現緊縮,腰臀肌群容易受到拉張,一旦組織嚴重失衡,便會影響行走或奔跑。額外一提,肌力大小與肌肉長度是互有關聯,適宜的肌肉長度才有最佳的收縮力。

2. 筋膜張力失衡

失衡的姿態或是單調反覆的動作會隨著次數與時間，改變筋膜的特性（方向性、分布性），進而影響人體結構與功能表現。以生活例子比喻：筋膜就像一件包覆全身的緊身衣，當我們穿脫衣服時，反覆拉扯衣服的特定區域，就會改變衣服纖維的方向，以致衣服變得鬆垮（方向性）；若我們將脫下來的衣服任意揉成一團並靜置，時間會形塑衣服纖維的彈性，以致衣服出現不規則的皺褶（分布性）。

最後，現代化環境對人體的第三個衝擊就是**步調壓力**與**資訊疲勞**，其影響層面如下：

1. 自律神經失調

自律神經是維持生理運作的神經系統，分別由交感神經、副交感神經、腸神經組成。既稱自律，也代表是自行運作，無法以意識加以控制。當人體承受壓力時，便會活躍交感神經，促使我們的肌肉收縮、呼吸加速、心跳加快、胃腸蠕動變慢、血壓上升、瞳孔放大、抑制睡眠…等，比如：面對考試壓力時，我們容易食慾不振、睡不好。當壓力消失時，交感神經會趨於平緩，這時換上副交感神經在休息或睡眠中活躍，其效果是使肌肉放鬆、呼吸變慢、心跳下降、胃腸蠕動增加、血壓下降、瞳孔縮小、促進睡眠…等，比如：考完試後，我們會想大吃一頓或大睡一覺。因此，若長時間身處壓力之中，就會迫使交感神經不斷活躍

亢奮，一旦副交感神經無法有效調節，便會導致**自律神經失調**，其影響是深遠廣泛的，有時更勝外力的傷害。

2. 注意力缺乏特質 (ADT)

這裡我們先來簡單了解 ADD 與 ADT 的差異：ADD (Attention Deficit Disorder)，即注意力缺陷，是一種遺傳因素導致的神經失調。研究顯示，罹患 ADD 者的大腦容量略有減少，症狀是無法保持專注、交談中容易分心、做事無法持久…等。有趣的是，當 ADD 患者處在壓力的狀況下，症狀反倒不明顯，而且能發揮隱藏天賦，同時處理多項工作，是一種創業家的特質。

ADT (Attention Deficit Trait)，即注意力缺乏特質，不是基因遺傳，純粹是由**後天環境**引起，通常與大腦過度負荷有關。腦部研究顯示，ADT 患者的腦部結構與正常人是沒有差異，不過 ADT 的負面症狀幾乎與 ADD 相似，但又無法像 ADD 患者能在壓力中發揮天賦才華。尤須注意的是，研究學習障礙的專家 Edward Hallowell 認為現代人患有 ADT 症狀原因，多數與大腦長時間處理大量訊息有關。

現代化環境給予人體的訊息，不只來自於 3C 或網路，還包含大量的廣告訊息、各類環境噪音、五光十色…等，這些透過聽、視、嗅、味覺進入人體的訊息遠比過去還要龐大許多。如此大量的訊息環境，容易導致注意力低落，讓人身心俱疲，降低我們對誘惑的抵抗力。

> **" 麻痺無感，不代表你的身體沒有承受壓力！ "**

必要時，關掉電視、離開電腦、拋開手機…等資訊載具，
好好感受**沒訊息一身輕**，說不定你就會找回單純的快樂！

更多內容，請參閱補充資料 18：為何現代人越來越無法抵抗誘惑？

　　話說，小時候家中有一個大魚缸，裡頭養了不少魚。每隔一段時間，我們都會幫忙清理魚缸，其做法就是把魚撈出來，放水清潔，爾後注入乾淨的水，接著再把魚群放回去。那時，令我們疑惑的是，父母總會在整理好的魚缸內加入一點鹽巴。有一天，我們趁父母不在家時，偷偷撈起一條魚放入臉盆裡頭觀察，但臉盆內放的是一般自來水。不知經過多少時間，這條魚竟然浮起來了！父母知道後，訓斥了我們一頓，之後我們才知道原來魚有淡水、海水之分，不是有水就能活。

　　以此反觀我們人類呢？回首整部人類歷史，你會發現採集狩獵模式是人類最早的、最長久的，同時也是最成功的生存適應模式，至少占據了人類歷史的 90%；農業生活模式，最早的紀錄出現在 1.2 萬年前的兩河流域、亞洲、中美洲與安地斯地區，直至今日，我們仍靠著農產提供不少穩定的食物來源，但這樣的生活方式也僅占人類歷史 6-7%；工業生活模式，興起於 18 世紀的工業革命，這個時期也被歷史學家劃分成近代歷史，只占整部人類歷史約 0.1%；最後，20 世紀就是我們此時此刻的資訊生活模式，僅占人類歷史微不足道的 0.05%。

從理性上來選擇最適合人的生活方式，你認爲是哪種方式呢？正常來說，採集狩獵與其所屬的環境，才是最符合人類原本的生活樣貌，同時也是人類與環境互動的最佳模式，但我們已經回不去了，因爲那樣的生活，太辛苦了！

現代化環境雖讓我們舒適無比，卻也帶來了無形的毒害，環境的毒害就像把一條海水魚投入淡水之中，這條魚並不會馬上「翻肚」，而是緩慢地遭受折磨。置身於有害環境的人類，同樣如此，**文明病**就是顯著的例子。雖然面對環境變遷與文化演進，我們大多無能爲力。但，我一直深信…

" 只要意識到，就有能力改變，未來才能有所不同！ "

是故，知己在於了解「生而爲人」的優與缺，知彼在於清楚「所處環境」的好與壞。只要你能知道如何使用身體，同時清楚如何與環境互動，那麼身體病症或文明病就不會輕易找上門，最終才能迎接童話故事般的快樂結局。

時事趣聞 **你正在、必須或曾經用過的「電腦」！**

1941 年的第二次世界大戰正處於如火如荼，場上軍隊相互廝殺，場外科學家也沒有閒著。當時，科學家們有一個極爲重要的任務，不是發明核彈，而是解密電報。只是德國辦事一向以精明細膩著稱，怎麼可能讓盟軍輕易破解密碼。當時的密

碼機，能不斷改變加密方式，使加密高達 1.59 萬億種組合。

　　計算機科學家，艾倫‧麥席森‧圖靈（計算機之父）認為無法靠人腦破譯，只能讓機器破譯機器。以此構想，設計出一台能 24 小運轉的解密機。圖靈的成就，讓史學家稱：這台解密機讓二戰至少提前兩年結束。

　　爾後，由計算機發展出我們目前使用的電腦，推動我們進入資訊時代，讓目前多數的工作都離不開電腦。數據顯示，2003 年全世界的電腦工作者人數已占全部職業的 55.5%，如今這個數據只會更高。[49] 此刻，我們必須認真思考的是：

"
　　千萬年演化出來的身體，真能適應發明不到 100 年的電腦？
"

■ 知識補丁

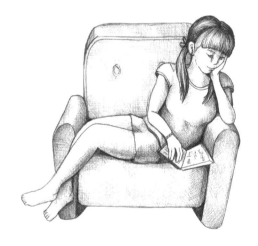

左圖是一個容易造成脊椎側彎的不良姿態，這是爲何呢？以下，我們從四個面向幫助你了解：

1. 骨架

   骨骼之上有肌肉附著，長期的姿態不良，將導致**骨架排序不正**，進而牽拉肌肉，使之長度失衡。

2. 肌肉

   肌肉附著在骨骼之上，長期的姿態不良，將導致**肌肉長度失衡**，進而拉動骨骼，使之排序不正。

3. 筋膜

   筋膜包覆於全身，長期的姿態不良，將導致**張力結構失調**，進而改變結構內力，重新建構新的形態。

4. 神經

   神經分布於全身，長期的姿態不良，將形成**錯誤本體感覺認知**，進而影響身體辨識肢體的空間位置。

我們無法論斷「形貌改變」的主因，但可確定的是，不良姿態會造成身體多層次的變化。再次強調，我們不會因一時的不良姿態而立即發生問題，而是經年累月逐漸形成，所以站在預防醫學的角度，我們應盡量避免不良姿態。

羈
絆

它受我限制，如同我受它制約；企圖逃離，就會失去整體。
閃亮的繁星，只現身於深夜；欲探尋光明，唯有步向黑暗。
轉身面對，朔望會合，它早已是你的部分。

第四章 亦敵亦友

CHAPTER
FOUR

《自然定律》
它的本質
是個難題

關於事物的精確真言，必同步投影出其所未言。

龔卓軍

　　話說，過去家中有一張老舊木椅，當時木椅的右邊是一面牆，所以每當我要起身時，常會不自覺以臀部壓向左側椅面，再以左手撐靠椅面；反之，如果要坐下的話，我常是以快速又粗魯的方式落壓。突然有天，老木椅開始發出「軋吱、軋吱」的聲音，經檢查後發現是左前側的椅腳關節有些鬆動。怎麼辦？要修它嗎？

　　我心想：反正能坐就好…

　　日復一日，軋吱聲響，有增無減，鬆動的程度也越來越大。惰性使然，我沒有採取任何補救行動。就在某一天，我安靜地坐在椅子上看書。咔吧！一個聲響，椅子垮了…

　　放心！我沒事…但這段親身經歷給了我們什麼啟示呢？

其一，見微知著，便能防範未然。若椅子出狀況的第一時間點，我就立即予以處理，椅子與我，是否都會相安無事呢？其二，爲何這張老木椅會突然崩垮呢？我們歸納原因如下：

1. 使用方式

起身時，我常以「非對稱、不平均」的力量撐壓左側椅面，長年積累，椅腳關節自然無法承受。

2. 物品壽命

汰舊換新、新陳代謝是自然法則，以致所有現存之物都存在一定的使用壽命。若這是張新木椅，螺絲咬合會緊一些，膠水黏著會強一點，結構嵌合會穩一些。只是在歲月的洗鍊下，老木椅的使用壽命也近了尾聲…

3. 重力因素

與其說「人坐在椅子上」，物理學上更貼切的形容是椅子「頂住」一個以 9.8 m/s² 重力加速度往下掉的人。換言之，即使我安靜坐著，也仍有不間斷的作用力施壓在椅子上。

相似經驗，你一定也經歷過，比如：拔插頭的方式錯誤就容易損壞、家電在一定使用年限後就容易故障、床鋪常躺壓的那側就容易下陷…等。藉此延伸，我們提出三項不可抗拒卻又影響人體一生的要素，分別如下：

1.慣用手：非對稱的使用。

2.年齡：人體組成的變化。

3.地心引力：持續性的垂直壓力。

這三項要素與身體有著微妙的關係，並非全是負面影響，有時還對身體有益處，以下就讓我們一起來探討：

慣用手的出現

你是否曾好奇：人類都有慣用手嗎？排除後天訓練出的「左右開弓」，就目前統計而言，真正天生兩側慣用的人可能只占 0.3%。因此，別懷疑！你一定也有慣用手。那麼慣用手的比例又是如何呢？Scharoun 等人的統計研究發現慣用左手者約占 10%，美國學術百科《Grolier Academic Encyclopedia》記載慣用左手者約有 16%，Michael Barsley 在著作《The Left-Handed Book》描述慣用左手者約占 15-16%。其中，Michael Barsley 認為慣用左手的人應要比實際統計的人數更多，應落在 10-30%，原因在於後天文明與工具操作特性，讓部分慣用左手者被迫轉為使用右手，像是滑鼠、門把的操作方向。[50,51,52]

那麼自然界的動物呢？根據動物行為期刊 Animal Behaviour 的描述，貓咪與人類相似，有慣用的爪子(慣用肢)。不過整體來說，右撇貓與左撇貓各占 50%。另外，在黑猩猩的研究中發現，右手使用比例約占 50-70%。其他自然界的動物也幾乎呈現左右各半，所以人類慣用手的比例差異，算是自然界中相當罕見的。

思考 操作工具的適應

脑神經科學家認為，人類演化出慣用手，主要是為了降低大腦運作的負擔。因「對側控制」之故，右手是由左腦來支配，左手是由右腦支配，若要同時使用兩手，左右腦就要一起發號司令，這樣容易讓大腦不堪負荷。你可透過以下遊戲來理解：

1. 先以左手畫「方形」20 次，接著換右手畫「圓形」20 次；
2. 同時執行，左手畫方、右手畫圓，各 20 次；

一般來說，獨立執行比較簡單，同時執行比較困難。不過我們可以透過後天的學習訓練來改善兩手的協調性，比如：樂團的鼓手，就是將兩手協調發揮得淋漓盡致。因此，人類演化出慣用手，一方面是為了降低大腦負擔，另一方面可優化神經支配，以增強動作控制能力，故有學者推論操作工具的頻率與慣用手的發展有關。但頻繁的操作工具，真的會影響慣用手的發展比例嗎？我們來看看現有的數據：

1. 四足類動物，前肢不用操作工具，慣用肢左右各 50%。
2. 黑猩猩，偶而操作工具，慣用右手約 50-70%。
3. 未開發國家，操作工具頻率低，慣用右手約 70-85%。
4. 已開發國家，操作工具頻率高，慣用右手約 85-90%。

從上述數據來看，可見操作工具頻率越高，慣用手比例的差距就越明顯，從中可理解 Michael Barsley 所說的，若沒有文明介入，慣用左手者應該會更多一些。推論雖如上述，但目前慣用手的發展仍是個謎，尚無一致定論。

以下我們來了解慣用手的發展會對人體造成哪些影響呢？

■ 肌肉失衡

既是兩側對稱發展動物，理論上兩手能力應該沒有顯著差異。但相關研究發現，慣用右手者在平均握力、動作反應速度與耐痛閾值等方面，都會優於他們的左手。有趣的是，慣用左手者反倒兩手沒有顯著差異，學者們認為慣用左手者可能在生活中有更多的機會強迫右手執行任務，故而降低兩手差異。[53,54,55,56]

■ 筋膜失衡

非對稱、不平衡的使用會改變筋膜的分布性與方向性，以致慣用手相對容易緊繃，也容易因過度使用而發生痠痛。就臨床案例觀察，我們可以發現右手就診率高於左手，比如：媽媽手、網球肘。有趣的是，下肢病症觀察中，左腳就診率比例反倒高於右腳。這是為何呢？我們會於下文加以說明。

■ 習慣性發展

慣用手對人體造成最大的影響在於，身體的使用有了特定的「習慣傾向」，比如：有人習慣以「右手」抓握拿取、有人傾向「身體」靠向左邊站（三七步）、有人喜歡「頭」轉向左邊跟人講話…等，如此一系列的特定**習慣姿態**或**傾向動作**，在長期頻繁反覆之下，便會改變人體原先的結構樣貌，進而重新形塑身形，讓身體更加非對稱、不平衡。對此，我將之稱為「向性姿態」，並予以定義為：

> "人體與環境互動時，因特定的姿態動作，
>
> 以致身體的發展，出現獨有的趨勢傾向。"

這裡解釋一下：向性，不是一個醫學名詞，而是描述生物的一種現象。簡單的說，就是當生物受到環境或外在因素的長期刺激時，便會朝刺激方向（或反方向）發展的現象，比如：向地性，植物的根會朝向地心吸力的方向生長。因此，向性並非生物先天既有的變化，而是生物後天發生的改變。以慣用右手者爲例，其向性姿態傾向如下：

1. 頸部旋轉左側較靈活、活動度較大。
2. 高低肩：右肩高度較低。
3. 長短手：右臂是長邊手。
4. 右臂不易向後伸。
5. 軀幹轉向左側較靈活、活動度也較大。
6. 軀幹側靠右側較靈活、活動度也較大。
7. 長短腳：左腳容易是短邊腳。
8. 左腿容易呈現 O 型腿。
9. 右腳掌容易呈現外八。
10. 其他…

不一定每位慣用右手者都會完全符合上述特徵，但卻有高比例如上所述。爲何慣用右手者有這類的趨勢傾向呢？除了與習慣或無意識的動作直覺有關外，我們還可以透過以下體驗來理解：

體驗一：平衡穩定

1.立正站好，然後右手伸向左前方，感受身體平穩度。
2.立正站好，然後右手伸向右前方，感受身體平穩度。

正常來說，當右手伸向左前方時，身體較為平穩，這是因為身體的重心能穩於支撐面，故有助於身體維持平衡。另一層意義，表示身體在「由外向內」的對角線運動是比較順暢自然，像是網球的正拍；反之，「由內向外」的反拍會比較不穩定。所以，網球、桌球、羽球⋯等運動，攻擊對手的非慣用邊，迫使對手使出反拍，比較容易逼出對手的失誤。

因此，慣用右手者容易傾向於執行對側動作或將身體轉向左邊，並以左腳作為支撐腳 ※，比如：當我們以右手投球時，我們會協調軀幹左轉、左腳支撐⋯等一系列動作。

體驗二：功能表現

1.立正站好，兩手盡量向前伸，測量伸長距離。
2.立正站好，單手盡量向前伸，測量伸長距離。

正常來說，執行單手向前伸時，可以有更遠的伸長距離。因為單手執行時，可以協調軀幹旋轉，並讓肩胛骨不受限制而更外伸，故能增加伸長距離。

※ 註：檢查看看你的鞋底，對慣用右手者來說，左腳鞋底通常會有更多的磨損。

因此，慣用右手者容易協調「軀幹左轉」與「肩帶外伸」，進行前伸的動作。長期的影響下，慣用右手者的軀幹左轉活動度大且順暢，而且右肩容易有圓肩的情形。

　　類似上述的趨勢傾向，並非只發生一、兩次或一、兩天，而是在你有了慣用手後，就會產生特定的身體使用方式，經年累月下，骨架位置、肌肉長度、筋膜分布，便會依你使用身體的方式，形塑你的身形樣貌。最顯而易見的例子是脊椎側彎，幾乎每個成年人都有輕微的脊椎側彎。以慣用右手者而言，脊椎側彎常是胸椎凸向右（或腰椎凸向左），所以萬一健康檢查時被告知有脊椎側彎時，請先別緊張，因為側彎 10 度內是可接受的範圍，就像每個人都有些微的長短腳，相差 0.8 公分內是可接受的。

　　慣用手的影響是一種緩慢、持續且漸進的過程，伴隨年齡的增長與體質的改變，讓影響逐漸明顯。我們大致可歸納出三個時期：初期，通常在孩童、青少年時期，此時人體功能尚不受影響，因為這時期的身體，多數擁有極佳的延展性、柔軟度，不過慣用手的影響也在醞釀中；中期，通常在成年、中年時期，此時身體的柔軟度、延展性已有些微的差異，雖未立即造成病症，但已有部分功能受限，像是女性在扣內衣時，通常會發現某側肩膀壓力較大或角度不足；後期，通常在中年、老年時期，這時慣用手的影響已來到了巔峰，身體的功能開始明顯受限，甚至形成病症，比如：慣用右手者，有高比例出現右足底筋膜痛、左膝關節退化、右臀腿疼痛、左腰痛、右膏肓痛、左頸肩疼痛…等趨勢傾向。

你有發現嗎？由肢體下到上方，呈現出「左⋯右⋯左⋯右⋯左⋯」的病症分布傾向。醫學上，或許有人會將此特徵歸類爲一種代償，也就是說，當身體某部位受傷而影響身體的功能運作時，爲了執行或完成原有的動作功能，身體會透過「不同的組織結構」或「不同的角度」來完成，像是左膝疼痛者在走路時，容易將更多重量放在右腿。

　　不過，此處我不會以代償稱之，因爲代償是一種起因於受傷或功能不良時，再逐一產生的結果；相較下，向性姿態是一種全身整體的「現象」而少有病因果的關聯，比如：只要是相同慣用手者，就算是完全健康的人，我們依然可以在其身上觀察到相仿的趨勢傾向。額外一提，根據我長年的臨床紀錄，慣用左手者比較沒有如此的趨勢傾向。

　　由上可知，慣用手讓人與環境的互動，有了特定的姿態動作，以致身體的發展產生了趨勢傾向，故而導致身體的使用更加非對稱與不平衡。是故，此時此刻的你，不管所作爲何，你都在與環境產生互動，而且時間是一輩子，過程從不間斷，**所以你一定要重視與環境互動的任何行爲習慣**，因爲這些行爲習慣都會在無形之中形塑你的身形樣貌。

　　話說，小時候家中種了一些盆栽，我們除了要幫忙澆水外，每隔一段時間還要轉一下盆栽方向，這就是利用植物的向光性，使植物的生長能夠均勻一些。如果你沒定期去轉動盆栽方向，植物是眞的會長歪！

人體在某方面來說，就跟植物一樣，容易因外界刺激而改變原有的內在本質，比如：你跟樂觀的人在一起，心態就會樂觀；你選擇什麼樣的飲食型態，就會吃出什麼樣的體態。同樣地，你如何使用你的身體，也會形塑出如何的身形樣貌。

" 人的一生，終究得為自己負責啊！ "

■ 生活檢視：記錄你的生活姿態與動作

留心你的生活姿態或動作，哪些動作最頻繁出現的呢？哪些姿態又是固定最久的呢？將之記錄下來，比如：

1. 你喜歡坐沙發的哪一側。
2. 你喜歡側躺床的哪一邊。
3. 使用電腦時，你的頭部、軀幹、腿部…會怎麼擺放？
4. 提重物時，你喜歡用哪一隻手。
5. 揹肩背包時，你喜歡揹哪一側。
6. 你喜歡用哪隻手拿手機。
7. …

記錄這些日常的習慣性動作或姿態，可以幫助你了解身體是如何被使用，也可幫助治療者或訓練者為你規劃「針對性」的伸展或訓練項目，比如：軀幹喜歡轉向左側者，左腰筋膜需要被牽拉，右背肌肉需要被強化，尤其是長年痠痛者，更要仔細記錄生活的姿態動作，詳細的資訊有助於治療者找出你的問題，或是為你擬定一套合適的治療計畫。

年齡的自然律

不管對你來說，歲月是把殺豬刀還是剃頭刀，一旦走過青春洋溢之時，接著每個人都要開始經歷一連串變老的考驗，無人能置身事外，因為這是萬物不變的自然律。

一般來說，人體在 20-25 歲達到最成熟，這個階段是細胞最活躍的時期，讓我們擁有極佳的新陳代謝、修復能力、源源不絕的體力，即使過勞、受傷或感冒，也都能立即恢復。接著人體在 25-30 歲時，成長會趨於平穩，這個階段是我們最可以享受「青春肉體」的時期，也是身體最精華、最「耐操」的時期，相當適合進行一些挑戰與磨練。如果你正處於此，請務必好好珍惜。

30 歲之後，就是人體要開始走向衰老的起點，這個階段我們會漸漸感受體力差一點、容易喘一些、皺紋多一點、傷口恢復慢一些…等變化，且變化會隨年齡增長而更加劇烈，尤其對多數運動選手來說，30 歲是巔峰期的分水嶺，雖然近年的運動科學、醫學、營養學的進步，讓許多 30 歲以上的選手仍可保持競爭力，不過表現力仍難以與全盛時期相比。到底 30 歲之後的人體發生了什麼事？以下我們就人體六大系統來了解：

■ 結締組織

結締組織是身體龐大的組成成分，主原料是膠原，可搭配身體不同的細胞與纖維，因應所需而特化出多元的組織結構，舉凡：

組織液、脂肪、韌帶、軟骨⋯等,所以全身上至器官、骨頭、肌肉、神經,下至血管、血液、細胞質,都是由結締組織一手包辦。

以結締組織構成的筋膜來說,30 歲後在強度、彈性、延展性等方面,都會逐日變差。其中,強度不足時,將使組織無法抵禦外力的拉扯碰撞而易損傷;彈性變弱時,將導致組織的回縮力、緩衝力不足,除了容易損傷外,也會改變我們的外貌,像是臉皮下垂、出現皺紋⋯等;延展性變差時,將使組織凝滯或不易展延,進而影響循環代謝能力。

簡單的說,30 歲後的我們,不只外觀逐漸顯老,也容易受傷或產生痠痛。我知道這聽起來一點也不妙。但請保持耐心啊!這不過是歲月帶來的其中一個禮物而已⋯

■ 肌肉組成

肌肉是人體動作的發動機,男性約在 25 歲前後發育完成,女性則是 20 歲左右,成熟的肌肉量約占身體體重的 42% 左右。30 歲後的肌肉量,每年將以 0.5-1% 的速度逐漸減少。不足的肌肉量,除了影響基本的肌耐力,更讓人失去爆發力、速度、反應能力,同時也會影響身形骨架,讓人體更容易駝背;再者,不足的肌肉量會讓下肢關節承擔更多的身體重量,進而加劇軟骨磨耗、關節炎,甚至增加跌倒的風險。以日常感受來說,有些人會開始無法久站、不能揹重、不想爬樓梯,甚至懶得走路,只想坐著。這些都是肌肉量下降的初期警訊,應謹慎視之。

■ 骨骼組成

　　骨骼是支撐身體的鋼架，骨化成熟的年齡約在 20 到 30 歲間達到高峰。30 歲後的骨骼，每年將以 0.5-1% 的速度流失，女性更會因更年期賀爾蒙的因素，加速骨質的流失。當骨質嚴重流失時，除了讓人容易駝背、骨裂、骨折外，也會造成全身瀰漫性、持續性的疼痛與無力。

■ 呼吸系統

　　肺臟是人體最先衰老的器官，通常 20 歲後，肺活量、肺功能均會有下降的現象，70 歲的呼吸量更僅剩 30 歲時的一半。其中，評估肺功能重要的指標是最大攝氧量 VO2max，在 30 歲後，每年會以 1% 的速度下滑，讓肌肉獲得氧氣的能力越來越差。

　　這裡說明一下，什麼是 VO2max 呢？指的是一個人在從事最激烈、最大運動強度時，身體組織消耗氧氣的最高值，或者說身體將氧氣送到肌肉的能力，所以 VO2max 越高的人，越有利於從事長時間、高強度的運動，因為肌肉可以獲得更多的氧氣來負擔高強度運動時的消耗。雖然 VO2max 最高的人不一定是冠軍選手，但頂尖的選手都有優異的 VO2max，所以逐年變差的 VO2max 是高齡選手們無法負擔高強度比賽的原因之一。

■ 心血管系統

　　心臟是血液流動的源頭，20 歲後的心肌細胞將逐漸減少，

40 歲後則有明顯的功能下滑，除了彈性變差外，也會影響血液動力，讓血液流速、流量下降；再者，關於血管的退化，目前還沒有確切的數據，不過高齡者可能有年輕的血管，**年輕人也可能出現老化的血管**。尤須注意的是，目前血管老化有提早出現在年輕人身上的趨勢，尤其是 20-39 歲的青壯年，研究認為這與飲食、作息、生活習慣…等因素相關。

當心血管系統功能低落時，血管容易衍生出硬化、血管破裂、血管栓塞…等問題。不僅如此，血流品質低落也會影響局部養分廢物的交換效率。額外一提，美國神經與腦血管專科教授 Philip Gorelick 指出心血管、腦血管的問題，不只與心臟病或腦中風有關，也會影響大腦的認知能力，比如：失智症。

■ 大腦中樞與脊椎周邊神經系統

大腦中樞神經系統約在 20 歲左右發育成熟，也是神經系統最完整的時期。20 歲後，腦神經系統的機能便會緩緩下降，除了使人的記憶力、學習力、創造力變差外，還會讓人害怕接觸新事物，也就是所謂的「恐新症」，上述這些都是腦神經系統機能低落的現象。再者，脊椎周邊神經系統，椎間盤約在 25 歲開始退化，易衍生椎間盤脫水、突出或破裂；50 歲後又要面對贅骨增生、椎孔狹窄…等問題，不管何者，都會加劇神經受壓的可能，一旦神經受到壓迫，輕則使神經傳導受阻，讓人容易痠、緊、脹不適；重則導致神經性的痛、麻、無力，甚至造成器官機能下降。

話說，科學界有許多重要的發現或發明，都是在偉人們 40 歲前後的時期，比如：路易·巴斯德 (Louis Pasteur)，微生物學家，於 30-40 歲左右發現細菌；麥可·法拉第 (Michael Faraday)，物理學家，於 30-40 歲提出電磁學、電化學理論；詹姆斯·瓦特 (James Watt)，機械工程師，於 40 歲左右改良紐科門蒸汽機…等，所以請好好把握人類大腦最寶貴的時期，畢竟打**火機的發明者不會是賣蠟燭的，新時代從不是老人創造的**。

關於身體的老化，上述只是冰山裡的一角、九牛中的一毛，若真要一一列舉，恐怕要以一本書為單位，大書特書。只是有時知道太多，恐讓人心慌而不知所措；但若完全無知，就又不懂得珍惜。淺嘗即止，先讓各位有個基本概念，那就是身體會不斷變化下去，而且是駛向更辛苦的那一方…

變老是辛苦麻煩的，外貌發生變化也就算了，連同身體機能也跟著低落，讓原本能輕易完成的事，日漸開始做不到。不止於此，老化過程也使組織的強度、延展性、新陳代謝…等逐漸變差，讓身體更容易受傷，而不易恢復，使之常與痠痛共處。

但變老是生命的自然律，也是心境轉化的學習過程。看見生命侷限的同時，更讓我們珍惜當下，善用有限的時間，創造屬於自己的精彩，並從中賦予個體價值，讓一生有了意義！

心理分析師 Murray Stein 在《The Principle of Individuation：Toward the Development of Human Consciousness》書中說道：

> "生理發展在成年早期就達到了巔峰，接著從此就多少穩定地走向下坡。…認知發展可能在到達顛峰，就像數學家或物理學家一樣，接著就呈現一種高原期，然後在老年逐漸衰敗。而心理發展遵循的是一條不同的路徑，它深入智慧並很有潛力地延伸到有深度的老年時期。"

當我們的心靈能夠成長、成熟並邁向轉化時，或許我們會發現年齡帶來的不全是壞事！

重力的影響性

美國太空總署 NASA 宣布將發展私人的太空旅行計畫，一次來回的飛行任務，預計要花費 18 億台幣，每人每天的生活費約 110 萬，最多可在太空逗留 30 天。各位！我知道費用很高，但這也是你擺脫地心引力的唯一機會啊！所以，我們一起認真存錢吧！倘若我們沒錢離開地球，我們就會無時無刻受到地心引力的糾纏。究竟地心引力會對人體造成哪些負面影響呢？

1.支撐重量的骨骼關節

作為「被動支撐」的骨骼、關節軟骨等組織，讓人體能夠對抗地心引力並將身體直立撐起。既作為支撐的骨架，想當然耳，就必須不斷承受地心引力帶來的壓縮力，從中也帶來了骨骼關節的問題。

2.維持姿態動作的肌肉組織

作為「主動支撐」的肌肉組織，同樣幫助人體對抗地心引力，讓軀幹能在重力負荷下維持姿態或執行動作。只是主動支撐，也意味著人體必須消耗能量來維持姿態動作，這就是我們不勞動也會疲累的原因。

3.代謝循環的體液、組織液

水往低處流，人體的體液也是如此。地心引力不僅影響身體的外在結構，連內部的每一方吋也不放過。以血液為例，當血液受到地心引力的影響而降沉下肢，便會造成末梢腫脹，嚴重則導致靜脈曲張、微血管破裂等問題。

4.下垂的皮表組織

當臉部的膠原或脂肪消褪時，皮表組織將變得鬆散，再加上地心引力的影響，便會導致組織下垂，像是法令紋、木偶紋、肚腹下垂、臀部下垂…等。

乍看下，地心引力似乎不是什麼好東西，倘若真有一個地方是無重力、微重力，你想搬過去嗎？讓我們想像一下，若身處在無重力、微重力的環境，人體可能會出現哪些變化：

1.骨質密度

骨質密度與所受的作用力有關。當外在有持續性作用力時，骨骼內部會產生與之抗衡的內力，故有助於提升骨質密度，增加骨骼強度。若長時間待在無重力環境，骨骼沒

有受到外在作用力的刺激，就無法增加骨質密度，進而導致骨質疏鬆。過去就有不少太空人發生骨折的案例，尤其待在太空的時間越久，骨質疏鬆的程度就越嚴重。

2. 肌肉量

肌肉特性就是使用它可以得到強化，反之不用就會造成肌耐力下降或肌肉量流失，Wall BT 等人的研究發現，骨骼肌只要 5 天不去使用就會開始流失，甚至發生萎縮。[57] 現代人的活動量雖少，但受助於地心引力，我們的肌肉仍須作功對抗重力。但太空生活沒了地心引力，肌肉不再需要費勁維持身形姿勢，代價就是大量流失肌肉。據文獻紀載，太空任務 6 個月，小腿肌肉量將流失 20%，小腿爆發力將降低 50%。

3. 心肺功能

正常的情形下，人體在深度呼吸時，橫膈膜會下降以增加呼吸量，而地心引力能協助橫膈膜的下降，同時有助於平衡胸腔的內外壓。沒了地心引力，橫膈膜下降將變得費勁，也會影響胸腔內外壓力，進而導致心肺功能變差。

4. 體液分配與組織液移動

人體的體液分配，因不同部位而有不等的分布比例，倘若分配不當就容易出問題，比如：當你長時間站立，血液容易集中於下肢，輕則局部水腫，重則發麻刺痛；或是當你垂吊倒立，時間一久，血液過量集中於頭部，容易造成腦

壓過高而頭脹或頭痛。太空環境沒了地心引力，體液將被充新分配。研究顯示，將有 10% 的下肢體液會被分配到上半身，故使太空人的臉呈現圓圓腫腫的，然後下肢變得瘦瘦小小的，這個現象被稱爲脹臉鳥腿症 (uffy face-bird leg syndrome)。不僅如此，人體在防禦外來異物時所產生的痰液，一般可藉由地心引力作用降沉排出，但在微重力的太空環境下，痰液容易積累而使細菌滋長，進而衍生肺部感染問題。

太空環境的問題，不止於上述，還含包含抵抗力下降、視力模糊、顱內壓升高、血漿容量下降、心輸血量變少…等，不勝枚舉。如此結果是可預期的，畢竟人體本來就不是爲太空環境而演化適應，不過這也再次告誡我們：環境對生物的影響是深遠的！

此時，你是不是心想：

呼──好哩加在 (台語音)，我們不是眞的活在太空中！

倘若你眞的這麼想，我要鄭重地告訴你：這可不一定喔！

雖然我們無法擺脫地心引力的影響，但有個情形足以產生雷同於太空環境的症狀。要猜猜看看嗎？是什麼情形呢？

給個提示：每個人都經歷過，而且是不斷經歷…

想到了嗎？再給個提示：幾乎每天都會執行的生活狀態…

應該不難猜吧？最後一個提示：幾乎占據人一天多數時間…

好了，讓我公布答案吧！

答案就是躺著。是的，你沒有看錯，就是躺著，不管你平躺、側躺、趴躺都算。如果這個答案讓你很想「摔書」的話，先保持一點耐心，給我一點時間，待看完我的解釋後，再摔也不遲。我理解躺在床上是相當舒服的，我本人也很喜歡，尤其在寒冬中，瑟縮在溫暖的被窩裡，堪稱人生美事啊！但你想過嗎？爲何躺著會讓我們感到舒服呢？原因應該很容易猜想，但你還是可以透過以下體驗去感受：

1. 站姿時，觸壓自己的肩頸肌肉，感受組織的緊實程度。
2. 平躺時，觸壓自己的肩頸肌肉，感受組織的緊實程度。

正常來說，站姿時，肌肉組織必須作功，所以比較緊繃；相較下，平躺時，肌肉組織無須出力，所以比較放鬆。若你的觸感不靈敏的話，可改在同一位置，並以相同的力量來按壓，通常在坐姿或站姿時，可以感受到更多的按壓感。

如果躺姿帶來的影響只有如此的話，那你眞的可以摔書了。爲了感受躺姿的深層影響，你可以再嘗試以下體驗：

1. 坐姿或站姿下，慢慢吸氣吸到飽，感受胸腔壓力。
2. 在平躺姿勢下，同樣吸氣吸到飽，感受胸腔壓力。

正常的話，坐姿或站姿時的呼吸較輕鬆，胸腹腔的擴張幅度較大；相較下，平躺時的吸氣壓力較大，胸腹腔擴張幅度較小。如此差異的原因在於，坐姿或站姿時，橫膈膜受到地心引力的幫助而容易下降，進而擴張腹腔空間，讓吸氣變得輕鬆。這裡我們可理解爲何久病臥床者不時會想坐起來喘口氣。再來一個體驗：

1. 坐姿或站姿下，喝一口水，感受吞嚥壓力。
2. 在平躺姿勢下，喝一口水，感受吞嚥壓力。

正常來說，坐姿或站姿時，因地心引力之故，水液自然降沉且順暢；相較下，平躺時，水液在喉道的移動速度緩慢且壓力大。這也是爲何我們在平躺容易嗆到、積痰或咳嗽的原因。

上述這些體驗在告訴我們什麼呢？就是**重力線**方向是**直指地面**。換句話說，平躺時，所受重力線方向與坐、站姿是不同的，故而產生好與壞的影響。其中，身體在躺姿時可獲得以下好處：

1. 骨骼、關節軟骨等組織，無須承受重量的影響。
2. 肌肉 & 筋膜組織，無須費力去維持姿勢或執行動作。
3. 體液不會降沉到下肢。
4. …

同時，也帶來以下壞處：

1. 骨骼沒有受到適宜的刺激，容易骨密不足。
2. 肌肉更少被使用，容易造成肌耐力不足或肌肉萎縮。

3.橫膈膜的下降效率低，影響心肺功能。

4.胸腔擴張幅度小，容易胸腔內壓失衡，影響心肺功能。

5.血液分布不良，容易腦壓上升，造成頭暈、頭脹或頭痛。

6.痰液不易降沉，容易積痰，併發感染。

7.…

你說，躺姿像不像在過太空生活呢！不過，先別擔心！正常狀況，要因「躺」而造成上述的問題，是需要極漫長的時間，一般人是不太會把自己逼到那副窘境，因為躺久其實很不舒服。但久病臥床者就另當別論，他們被迫躺在床上，短則幾周，長則數年，就像太空人無法受到地心引力的正面影響，自然衍生出諸多病症，這也是醫院設置「站立床」的原因，目的就是要讓久病臥床者可以受到地心引力的好影響。

話說，睡到自然醒，對小孩來說，不只是小雀幸，更是大幸福！只是我的父母並不會讓小孩這麼快就享受到這種幸福，因為他們認為「當小孩就要有小孩的樣子」，該起床就要起床。因此，老早就把我們叫起來，吃早餐、去念書、出去玩，就是不能一直窩在床上。不過有個狀況是特別的，那就是過新年。新年期間，你要睡到幾時都可以，這樣夠幸福了吧？但真的幸福嗎？其實也未必。印象有次躺太久而頭暈腦昏、痠緊疲累，很不舒服。

反觀 3C 產品盛行的現今，讓很多人喜歡臥在床上玩手機且持續長時間。這樣的行為習慣，雖不至於嚴重影響人體，但長遠

來看，其實不利於人體的發展，所以我們必須審慎看待這類**新型態習慣**，萬一你剛好養成如此的不良習慣，請改掉吧！

> " 點亮一盞燭光，便投出一道黑影。 "

來自人體、生命、環境的不可抗拒因素，體現了萬物兩面性。慣用手出現，雖有助於我們精煉技巧動作，但卻是破壞身體對稱平衡的元凶；年齡更迭，讓我們享受過青春歲月後，也要開始面對老化帶來的種種挑戰；地心引力，讓身體承受重力而增加負擔但沒了地心引力，則更不利於人類生存。

面對這些不可抗拒的因素，知道了又能如何呢？我們無法擺脫現況，更不可能改變既存的事實。但所謂「**智慧**」就在於**領悟後而能適時調整**，調整什麼呢？調整身體的使用方式、自身心態與行為習慣，好讓我們的身體不易受到負面的影響。舉例來說：在慣用手方面，我們不至於要改變慣用手，只要規律適宜的拉筋伸展、平衡訓練肌肉，便可降低非對稱、不平衡的影響。

在年齡方面，我們要知道生命不可能一直停留在青春輝煌的那刻，該珍惜就珍惜，該把握就把握，要用盡一切的熱情與努力，創造屬於自己的生命意義。過了生命峰點後，便要開始學習身體保健與心態轉換，延緩老化帶來的影響。正所謂少年狂，青年闖，中年養，老年放。尤其是中年，不只要養身，更要養性。好的身體、好的心態，足以讓晚年擁有勝過年輕時的精采。

在地心引力方面，你一定知道 F(作用力)=m(身體質量) x g(重力加速度)，所以若要降低地心引力帶來的負面影響，你只要適宜控制體重，便可降低骨關節的負擔。更重要的是，**千萬不要沒事臥躺**沙發看電視或床上玩手機，畢竟身體仍需正確的重力線方向。

最後，引用求生專家 Bear Grylls 在困境時，一段自勉的話：

> " 要不斷保持正向、積極、樂觀。
> 正確的心態，有助你找尋方法；
> 錯誤的心態，則讓人立即潰敗。 "

甦醒

生命轉變，在於不斷歷練與成長。
直至找回自己，成為你想成為的。
遭淹沒的意識，將被喚醒，不再昏厥。

第五章 神兵至寶

CHAPTER
FIVE

《後天努力》
整體均衡
仰賴每項行動

可能需要我們吃點苦頭，但不至於教人喪失希望。

引自《地海》

話說，我小時候雖看過超人、蜘蛛人、蝙蝠俠⋯等電影，但那年代，西方英雄其實不流行。因為當時還有更重要的元素就是武俠，尤其金庸筆下那些活靈活現的角色，帶來的武俠浪漫更是感動不少人。不久前，我曾詢問一些年輕朋友是否看過金庸小說，沒想到我得到的答案是：「那是我爸媽年代在看的。」唉呀！時代潮流果然瞬息即逝，淚水也倏然而下⋯

你比較喜歡大俠還是超級英雄呢？比較兩者是沒有意義的，因為這是不同時空、地域文化的產物。不過我們可藉此發想：

武俠的世界，主角們大多是平凡人，必須經過一連串漫長的歷險患難，在大難不死之下，巧遇高人或尋得絕世武功，在劇末才能與大魔頭決一生死；英雄的世界，多數主角異於凡人，他們

可能是某個星球的王子、富可敵國者、天才科學家、異星人…等，常在劇中一開始就展現驚人不凡的能力，接著他們必須遇到一個難以對抗的敵人，讓主角們在挫折中受到關鍵人事物的指引，再次壯大精神意志，面對強敵，拯救世界。

青菜蘿蔔各有喜好，只是就我個人感受，這兩者有著「慢工細活」與「快速促成」的分別。相比於大俠的漫長養成，超級英雄獲得能力的速度實在太快了，多半是天生、意外或突然，省略大量的練功時間，直接速成為拯救世界的英雄。

反觀現今的影視文化，代表慢工細活的武俠已逐漸沒落，取而代之的是快速養成的超級英雄。某方面來說，是不是像極了現代人不斷講究效率的速食文化呢？如今你到處可看到「快速…」、「…速成法」、「短時間…」、「高效率…」等字眼。想要更快是人之常情，只是當我們一昧只追求快速高效，就容易變得不重視細節，而忽略關鍵奧妙之所在，自然無法醞釀美好的事物。有鑑於速食文化的氛圍，撰寫本書時，友人給我一個誠摯的建議，就是：

" 不用花太多時間去解釋原因，直接講方法就好，
看什麼可以「一招見效」的？現代人最喜歡奇招。"

我知道多數人對「原因本質」不感興趣，他們比較想知道「結果方法」，就像多數人其實對於大俠的養成不感興趣，倒是想直接進入英雄拯救世界的精彩情節。話雖如此，最終我還是花了八

成以上的篇幅在描述原因本質，難道我是左耳進右耳出，把誠摯的建議當成耳邊風嗎？亦或是我帶著反骨精神，刻意逆向操作？

美國攀岩運動家 Alex Honnold 在《Free Solo》紀錄片中說道：

" 我對於所重視的事情，都沒有做出妥協。"

基於同樣的想法，我不妥協的原因在於：

" 當我們不夠了解問題的原因本質時，我們就沒有
　足夠能力判斷，也就容易陷入人云亦云的窘境。"

端看現今網路散播的訊息量，如果我們沒有足夠的基礎知識，我們就無法辨識真假，更無法從中挑選適合自身現況的方法。

舉例來說：我們從小都被教育受傷時要冰敷，但你有認真想過為何要冰敷呢？冰敷，雖可降低組織發炎帶來的紅腫熱痛，但冰敷並非沒有壞處，比如：長時間的局部低溫容易使患處形成沾黏（組織液凝滯）。因此，當你對發炎現象不瞭解，又對冰敷效應不熟悉，只是一昧過度使用冰敷，有時非但無助於組織恢復，甚至可能衍生其他問題，像是凍傷。

我之所以用大量篇幅在講述**原因本質**，是懇切地希望你能去理解人體的一切始末，進而具備基本的判斷力。如此一來，你將不再受他人影響或單憑自身想像來揣測問題，而是有一條清楚的尺規，成為你辨析狀況的依據，讓你不再隨波漂流、對號入座。

一番語重心長的話後，讓我們進入本文吧！

經過前幾個章節的洗禮，你應該清楚明白身體在人生旅途中會遭逢的各種挑戰。形成的病因眾多，但不外乎是人體結構（第二章）、環境要素（第三章）與自然定律（第四章）；再者，病症繁雜，但也僅限於筋膜組織、肌肉組織、骨架關節、神經系統、循環代謝與情緒壓力。既知道原因與影響，那麼…

" 我們能為身體做點什麼呢？"

在回答這個問題前，我先來反問你：該怎麼做才不容易感冒呢？你有什麼撇步或妙方呢？避免感冒的方法不勝枚舉，每個人都有自己的一套，不同的地區、文化、種族…等，更存在專屬於他們的方式。但無論方法多麼獨特，道理都是一樣，也就是：

1. 遠離病原，比如：戴口罩、勤洗手，有助於隔離病源。
2. 增強免疫，比如：適度運動、多休息，可提升抵抗力。

回頭來問，要怎麼做才不容易身體痠痛呢？其實道理都是共有相通，大致原則就是避免損傷與強化身體。

避免損傷

俗話說：預防勝於治療。如果我們可以避免傷害產生，自然就可以免於疼痛折磨。現在，請你回想一下，容易造成身體損傷的因子有哪些呢？以下我們提出幾個常見的因素：

■ 不良姿態

　　當人體的姿態結構不在正確位置時，便會造成組織結構的失衡。一般來說，短時間的不良姿態不至於造成問題，因為人體的組織結構是具有回復性。只是回復性會隨著年齡、姿態維持時間、溫度…等因素而改變。可以的話，我們應盡量維持正確姿態，倘若偶而想採取不良姿態來放鬆休息，也盡量不要僵置太久。

■ 不當力學

　　當我們在違反運動規律下使用身體時，便可能因力學因素或結構弱點而導致肌肉骨骼系統的損傷。同樣，偶一為之是不會立即造成損傷，因為人體的組織擁有一定的強度。但隨著年齡、使用次數、負擔程度…等因素，組織強度也會逐漸不堪負荷。因此，我們要學習正確的人體力學，並減少錯誤力學的使用，必要時，請借助輔具來完成任務。

■ 重量因素

　　這裡我們指的是身體負荷的重量，包含自身體重或外在背包。當重量越重、揹負時間越長，對人體的影響就越顯著。因此，我們應該控制體重與管理背包的內容物，以減少身體的負擔。

■ 不適鞋具

　　據統計，人在一天當中，約有 1/3 的時間在站立或行走，所以擁有一雙好鞋是非常重要。只是現代人因審美觀之故，讓某些

鞋款的設計失去合理性。短時間穿著影響不大，但長期下來一定會帶來足部問題。可以的話，我們應該爲自己的腳挑選一雙合適的好鞋。若因特定場合或工作而必須穿著不良的鞋具時，就要更勤勞進行足部保健。

■ 不佳地質

馬路、柏油路等硬質地，被視爲現代化的象徵。但馬路是做給交通工具跑的，而不是設計給動物走的。我們在硬質地上走動跑跳的反作用力，不只會壓迫足部結構，更會向上傳遞而影響全身。可以的話，我們偶而也該挑選好的地質，比如：草地、泥地⋯等，並以赤足的方式行走或奔跑，除了可刺激足底、活化末梢組織、延展肌肉 & 筋膜，還可讓趾骨關節有更好的活動表現。

■ 情緒認知

現代化環境帶來了大量工時、快步調與資訊量，加重我們的精神負擔與心理壓力，這些壓力或負擔雖不會直接傷害身體，但卻會間接導致自律神經失調，有時產生的負面影響，更勝於身體受到的外在傷害。可以的話，我們應該隨時覺察自身壓力、放慢步調、減少非必要資訊的閱取，讓自己的大腦在工作之外，可以有更多的休息時間。額外一提，多數人常以爲電玩、追劇是好的舒壓管道，但這類娛樂有時會因內容之故，讓情緒變得緊繃或亢奮，進而影響腦神經，比如：玩刺激的遊戲，掌心會出汗；看懸疑緊湊的戲劇，心情會起伏。所以，紓壓管道也須慎選。

強化身體

俗話說:人在江湖,「身」不由己。我們的身體有時會因工作勞動或是突來意外而損傷,即便你將身體保護的很好,也會因歲月年齡,而使身體逐漸凋零。因此,光是避免傷害是不夠的,我們還得強化身體,使其能夠應對各種人生挑戰。對此,我們整理出七項常見的健康守則,分別為:溫度效應、按摩放鬆、拉筋伸展、運動訓練、飲食控制、作息調整與壓力調適。細說如下:

■ 溫度效應

這裡指的是改變組織溫度以達到特定的生理效果,不管你使用的是冰塊、涼水、熱敷包、泡腳機、電熱毯、泡溫泉…等,只要能改變組織溫度,就能帶來所需的特定生理效果。以熱效應來說,可以為人體帶來的生理效果如下:

1. 擴張血管,增加末梢血流量。
2. 增加血管通透性。
3. 柔軟組織。
4. 降低局部異常張力。

Bender T. 等人的研究發現,透過組織增溫可提升腦內啡的水平,有助於人體紓壓放鬆與止痛。[58] 只不過熱效應也非毫無壞處,臨床中常有人因過量或錯誤的使用而造成傷害,比如:急性期的誤用而加劇發炎、泡澡過量而熱衰竭、溫度過高而燙傷…等,所以熱敷時務必適宜且正確,避免過量或誤用。

神奇的溫度效應！

讓我來考考你幾道問題：

1. 凜冽的冷風吹拂在臉上時，臉部是蒼白還是紅嫩呢？
2. 受困山中，快要失溫的人，臉色是蒼白還是紅嫩呢？
3. 冰塊放在大腿上 2 分鐘，大腿會變蒼白還是紅嫩呢？
4. 冰塊放在生肉上 2 分鐘，生肉會變蒼白還是紅嫩呢？

在回答上述問題前，我們來談談溫度效應。一般我們對於高溫比較熟悉，比如：我們知道高溫可以殺菌、煮熟食物或促進血液循環。相比下，我們對低溫不甚了解，因為日常生活中我們很難接觸到真正的超低溫。其實低溫有時也可帶來與高溫相似的效果，像是低溫抑菌或凍熟雞蛋，甚至還可促進人體的血液循環，而且不需要誇張的超低溫，只要低於身體的核心溫度，便可刺激身體的自我保護機制，啟動循環效應。舉例來說：當我們泡完冷泉或是沖完冷水澡後，身體會感到溫熱，甚至還會有些紅嫩，而且溫度越低，效果越顯著，這是為何有些運動員會在比賽結束後浸泡冰塊水的原因。

回到上述四個問題：當冷風吹在臉上時或以冰塊靜置在大腿時，臉與大腿會呈現紅嫩，這是生理保護機制帶來的局部充血效應。相對地，失溫昏迷的人或冰塊上的生肉片則是呈現蒼白，這是因為生理機制異常（快休克）或無法啟動（非活體）。

只不過冰敷會讓血管收縮、組織液凝滯或血流減緩，以至於多數人根深蒂固地認為冰敷有礙循環，但其實不然，冰敷有時在巧妙應用下，還有更勝於熱敷的奇效。

■ 按摩放鬆

這裡我們指的是以外力作用於人體組織，不管你用的是雙手、雙腳、電動按摩器、按摩椅…等，都可以達到組織放鬆的效果。按摩能為人體帶來的效果，主要如下：

1. 鬆動瘀結的筋膜。
2. 柔軟肌肉組織。
3. 促進血液流動。
4. 降低局部異常張力。

按摩不只帶來物理效應，還有諸多神經生理的化學效應。Field T 等人的研究發現，按摩可以降低皮質醇（壓力賀爾蒙），並提升血清素（快樂賀爾蒙）與腦內啡（放鬆、愉悅、止痛），這也是按摩會讓人上癮的原因。[59]

要注意的是，按摩不慎也可能造成身體損傷，比如：力量過大、時間過長、部位不對、技巧錯誤…等，亦或是「被按摩者」的身體狀況不允許，像是骨質疏鬆嚴重的長者、隱性血管瘤的患者…等，所以不管透過他人或自己，執行按摩療法時，要有正確的技巧與觀念，同時也必須留心身體的實際狀況並斟酌強度。

■ 拉筋伸展

這裡我們指的是延展拉伸組織，包含動態伸展、靜態伸展、瑜珈…等。拉筋伸展可以為身體帶來哪些效果呢？

1. 增加組織延展性。

2. 鬆動緊縮的肌肉 & 筋膜組織。

3. 促進局部血液流動。

4. 降低局部異常張力。

值得一提，根據 Kit Laughlin 的研究，拉筋伸展的效果不只可改善身體活動度，還有助於筋膜重塑 (fascial remodeling) 與神經重組 (neural re-patterning)。簡單的說，就是拉筋伸展可使筋膜結構或神經系統年輕化。[60] 同樣地，若過當或錯誤的進行拉筋伸展，也會造成組織損傷，所以執行時務必格外小心，並視實際狀況調整伸展的時間與強度。

> 更多內容，請參閱補充資料 19：伸展的建議

■ 運動訓練

這裡我們定義為能夠提升心肺能力或肌耐力的體能活動，為何要如此定義呢？主要在於運動強度是會隨活動類型、身體狀況、年齡…等因素而有差異。

舉例來說：走路，對一般人而言，無法有效刺激心肺或強化肌力；但走路對久病臥床者來說，可是一項有強度的運動，有助於他們提升心肺或肌力。再者，走路有快慢之分、坡度之別，當你慢走或下坡走，可能無法有效提升身體能力；反之，若你快走或爬坡走，走路就變成一項有強度的運動，可以提升身體能力。

要如何知道你所從事的只是一般活動，還是有達到運動門檻呢？這裡提供一個簡單的方法，就是以「220 減去你目前的年齡[*]」所得的數值，假定為你的最大心跳數。這個數值可以讓我們換算運動強度，據美國運動醫學會的定義：最大心跳數的 50-63% 是低強度運動，64-74% 是中強度運動，75-94% 是高強度運動。再者，最大心跳數的 60-80% 屬於有氧區間，可用來訓練心肺能力或耐力，85% 以上是無氧區間，可作為肌力訓練。例如：一個 20 歲的年輕人，他的最大心跳數大約每分鐘 200 次。因此，若要達到耐力訓練的效果，他在運動時的心跳數至少每分鐘要達 120 次以上；反之，若要獲得肌力訓練的效果，他在運動時的心跳數至少每分鐘要達 170 次以上。

　　為何我們要學會辨別呢？原因在於我們的自主感受與實際狀況常有差異，比如：你可能走很久、動很多、覺得很累…等，但實際上卻沒有達到運動門檻，故而無法獲得運動效果。從這裡我們可以理解為何「3.3.3 運動」的推廣是每週 3 次、每天 30 分鐘，心跳要達每分鐘 130 次。那麼運動可以為人體帶來哪些效果呢？

　　1.增強肌耐力。

　　2.增加組織強度。

　　3.提升心肺能力與血液流動。

---

[*] 註 1：「220- 年齡 = 最大心跳數」是相對而非絕對的公式，只是方便我們快速換算的公式，雖然所得出的數值與真實最大心跳數仍有些差異，但差距不大，故可放心使用！

4.刺激骨組織。

5.提高基礎代謝力。

6.促進腦內啡分泌。

同理，若是運動不當、過量、錯誤…等，非但無法享受運動帶來的好處，還可能衍生運動傷害而得不償失，因此要格外注意。

更多內容，請參閱補充資料 20：非得運動的三大理由

名人借鏡 **健身之父 Jack LaLanne 的啟示**

Jack LaLanne 是美國的健身大師，被稱為健身教父。他在 1936 年開設一家健身館並出版健身相關書籍，由於那年代沒有這樣的場館，當時也沒有論證支持他的主張，因而出現不少輿論攻擊他，並認為他所提倡的健身會導致肌肉僵硬，造成心臟病發、精神渙散…等。

" 天才總是孤獨的，時間卻會證明一切。 "

Jack LaLanne 最終用時間讓人們知道健身的意義，從而掀起一股健身熱，這股熱潮直至現今，未曾間斷。值得效仿的是，Jack LaLanne 並非只是紙上談兵、空口白話，而是親身力行，以身作則。他每天堅持鍛鍊，即使屆於高齡，仍可從事一些不可思議的挑戰。Jack LaLanne 最終於 2011 年離世，享年 96歲。現在，我們來看看他生龍活虎將近一個世紀的健康守則：

1. 每週至少兩次重量訓練，並搭配水上運動。

2. 若無法如上述，休息時動一下也好，不要只是呆坐。

3. 每 30 天實行新的運動計畫。

4. 別染上壞習慣（抽菸、喝酒、甜食…等）。

5. 時時訂定目標，因應挑戰。

6. 不吃加工食品。

7. 多吃蔬菜水果。

8. 跟上時事（讓大腦保持活動）。

仔細瞧瞧，時代再怎麼不同，科技再怎麼變化，健康準則大體相似。我們不須仰賴昂貴的生醫保健品，只要回歸本質，便可擁有健康。

■ 飲食控制

飲食絕對稱得上大哉問，可探討的主題非常龐大，舉凡：生酮飲食、低碳飲食、得舒飲食 (DASH)…等，都是近年流行的飲食方法。關於飲食對身體的影響，不乏許多專家學者的洞見與見解，所以這部分我們提出幾個基本觀念供各位參考：

1. 均衡飲食

從學童時期，我們就不斷被教導要均衡飲食，但為何要均衡飲食？為何不能像草食或肉食動物可以擁有單一的進食方式？其實進食方式與動物長久演化適應有關，以草食動

物爲例，牠們的胃腸存在與之共生的細菌、微生物能夠將植物分解，從中獲得少量的胺基酸，以合成所需的蛋白質，爾後便可長出肌肉，但這種方式是肉食動物辦不到的。相較於肉食或草食動物，人類屬於雜食性動物，也就是什麼都吃，最大的好處在於不需要倚靠單一食物來維持生命，因此對環境有更高的適應力。但這種食性的缺點在於我們必須攝取多種類的食物，才能完整滿足身體對營養的需求。假如只攝取單一食物就容易有營養不良的問題，比如：素食者相對容易缺鐵、動物胺基酸…等。

Lieberman 提到人類從採集狩獵進入農業社會後，便普遍存在營養不均的問題，因爲當人類開始仰賴農作物作爲主要的能量來源時，就會大幅減少其他不同種類食物的攝取。額外一提，Keiko Miyamoto 等人針對全球 137 個人口在百萬以上的國家進行飲食的數據分析後發現，飲食多樣化程度越高，健康期望壽命越長，可見少量多樣的飲食方式才是符合人類最初的飲食本質。[61]

2.促發炎、抗發炎食物

有些食物會導致發炎或加重發炎的程度，我們稱爲促發炎食物，比如：糖、精製食物、加工食品、反式脂肪…等；反之，有些食物能對抗或抑制發炎，我們稱爲抗發炎食物，比如：含植化素的黑木耳、含 Omega-3 多元不飽和脂肪酸的核桃…等。理想的話，當然是多吃抗發炎食物，少吃促發炎食物。

這裡要特別提的是「糖」，長期過量的糖分攝取，不只會誘發發炎反應而導致身體疼痛，也容易形成糖上癮，更與心理疾病有關。Anika Knüppel 等人在觀察分析後發現，過量攝取糖類、甜食、飲料的男性，在五年內出現心理疾病的比例增加 23%，研究推論長期攝取甜食飲料，不利於心理健康的發展。[62]

3.氧化、抗氧化食物

什麼是自由基呢？簡單的說，就是失去電子的不成對分子(或原子)，是一種不穩定的狀態。這種不穩定的狀態若發生在人體內就會造成細胞損傷、壞死或導致發炎，是身體老化與疾病的原因之一。含有自由基的食物(氧化食物) 多屬高溫油炸，因為高能量環境下，容易使分子的共價鍵均裂而形成自由基，所以烹調食物一定要格外注意。然而，對現代化生活的我們來說，要完全避開含自由基食物，幾乎是一個不可能的任務。就算你完全不碰這類食物，生活上仍有許多因子會造成體內產生自由基。所幸，人體本身擁有**抗氧化防禦系統**能調控自由基，故只要體內的自由基與抗氧化物間能夠相互抗衡，我們就可維持正常的生理機能。V. Lobo 等人認為不能只是倚賴體內的抗氧化防禦系統，也要盡量從飲食中攝取天然的抗氧化劑，比如：印度傳統的飲食中的香料、藥用植物。[63]

因此，了解吃進去什麼東西是很重要的一件事，多吃抗氧化食物，比如：含 - 胡蘿蔔素、維生素 C、E…等蔬果；

少吃含自由基的食物，像是泡麵、炸物…等，便可增加身體的防禦能力，同時降低發炎損傷。

4.流失、留住營養

撇除促發炎、氧化食物，也不代表所有吃下的東西都有營養，有時飲食種類或烹調方式，也會影響養分的去留。舉例來說：含咖啡因、酒精性飲料具有利尿效果，所以會造成鎂、鈣、鉀和鋅…等營養素的排出。再者，食物若過度處理或烹調，便會造成養分流失，比如：有些蔬菜在過度浸泡或搓揉會造成水溶性維生素流失。因此，我們在擔心食物源頭的好壞，也要設法留下食物的營養。

現象思考 **我們的腸胃消化的了嗎？**

近年來有一項議題開始被人重視，那就是基改食物。什麼是基改食物呢？這裡舉兩個例子：

100 年前的小麥，細細高高的，所結的穗粒小，易受蟲子啃食，大風一吹，穗粒掉落，造就一幅名畫「拾穗的婦人」。但現今品種改良後的小麥，壯碩低矮，穗粒飽滿，蟲子不愛，也不易掉落。拾穗的婦人儼然絕跡…

過去的番茄，較薄、較軟，掉在地上就會破裂。但現今的番茄經品種改良後，變得較厚、較硬，掉在地上完好沒事。為何要如此改良呢？因為厚、硬的番茄，更方便於運輸。

這些品種改良的小麥、番茄能吃嗎？當然可以，同樣具有營養素，也對身體有幫助。但會造成身體負擔嗎？這就頗具爭議，因為慢慢有一些證據顯示，人體的腸胃在消耗基改食物時容易產生自由基，雖不至於造成生命威脅，但卻會增加身體的負擔。省思一下⋯

" 千萬年演化出來的腸胃，能否適應不到100年的新式飲食呢？ "

淡忘是人的天性，唯有淡忘過去，我們才能向前邁進。只是如此的話，我們常要被慘痛經歷不斷提醒，才能學會教訓。試想，我們共同經歷多次的食安風暴，你選擇了淡忘？

■ 作息規律

作息的重要性已是老生常談，許多人從小就被告誡作息要規律。但為何重要呢？又對人體產生哪些影響呢？

2017 諾貝爾生物醫學獎得主 Jeffrey C. Hall、Michael Rosbash 與 Michael W. Young 等三位學者以果蠅為模型（果蠅有人類 60% 以上的同源基因），分離出一組同源基因，他們發現這組基因所編碼出的蛋白質有個特性，就是會在晚上製造增加，然後在白天會降解崩壞。其中，影響蛋白質是否生成製造的外界因子就是光線，我們稱為授時因子，是幫助生物個體與外界時令（季節週期、日夜節奏）進行同步的訊息因子。這種生命的內在節律，又稱生物鐘，讓生物適應地球的週期性律動，也是環境對生物演化選擇的結果。

從此研究可知，人體內的生理時鐘是真實存在的，且調節訊息的因子是光線，並由特定基因編碼出的蛋白質來影響身體機能，其影響包含個體行為、賀爾蒙水平、睡眠狀態、體溫調節、新陳代謝…等。因此，生活作息與身體機能是密切相關，而且調節因子是光線，所以不是醒來就好，還要接受太陽光的祝福！額外一提，對於需要往返兩地而時差困擾的人，只要跟著當地時間，適時接受光照可幫助身體與環境時令，進行調整並與之同步。

好康分享 天然免費的保健品

健康不單是個名詞、形容詞，甚至還是一個動詞。現代人為了健康付出不少行動上的努力，尤其是保健食品的市場，更是以驚人的幅度成長。保健食品對人體的幫助有多大？這個答案「見仁見智」。理想上，我還是會建議以自然的方式來獲取營養，像是天然食材、體內自行合成…等。

以下要介紹你一種營養素，它在人體內扮演著舉足輕重的角色，像是幫助入眠，後續的研究更發現這種營養素有助於降血脂、血糖控制、改善情緒或緩解疼痛，甚至 Ikegame M 等人與國際太空站的合作中發現，這種營養素有助於改善太空人的骨質疏鬆。[87] 你有猜到是哪種營養素嗎？

答案是褪黑激素。你該不會心想：這貴不貴呢？要去哪裡買？放心！你完全不需要花錢，因為這是人體可以自製合成，不過有兩個觸發條件，分別為太陽光與作息週期。據研究顯示，

在曬太陽後的 14-16 個小時後，便會開始增加褪黑激素的合成，比如：你早上 7 點起床曬太陽，晚上 9-11 點就是褪黑激素分泌的時間點，這時適合趕緊入眠休息。

如果是夜貓族或工作的關係，該怎麼辦呢？此時可以就入眠的時間點，往前回推日照時間，比如：對於凌晨 2 點睡覺的人來說，適合的日照時間點約在 10-12 點之間。太陽要曬多久呢？一般來說 15-30 分鐘即可。再次提醒，調整作息的同時，別忘了調節的訊息因子是太陽光。

■ 壓力調適

壓力泛指生物體在面對「情緒或身體」的「有形或無形」威脅時，能否正常回應的狀態。其中，壓力可能來自心理感受，像是趕上班、準備考試⋯等，或來自身體承受，像是工作過勞、運動過度⋯等。適度或短暫的壓力有助於人的表現，但過量或長期的壓力則會刺激腎上腺（分泌皮質醇），導致自律神經失調，所以壓力調適是現代人必修的課題。然而，調適壓力的管道很多，要注意的是，有些釋放壓力的方式並不利於身體，像是大吃大喝、飲酒紓壓⋯等，故需審慎選擇。以下我們提供四個簡易實用的方法：

1.正念呼吸法

首先，找個舒適的空間，採最輕鬆的坐姿，接著以自在緩慢的方式進行呼吸，重點是要將注意力放在呼吸的過程

中，包含仔細聆聽細微的呼吸聲，並接納腦袋中隨時可能出現的雜念，每次持續進行 5 分鐘，每天 3-5 回。

為何只是將注意力放在呼吸就有助於人體減壓呢？這裡我們必須先了解現代人共有的問題，就是大腦容易長時間處於過度活躍。當我們在「思考、計畫、安排…」或「擔憂、不安、焦慮…」時，都會刺激腦部活動，當大腦持續處於活躍的狀態時，便會活化特定的腦部區域或神經傳導路徑，像是杏仁核或交感神經，因而產生負面影響。提出正念療法 (Mindfulness) 的 Jon Kabat-Zinn 認為我們可以將認知、注意力放在呼吸過程、聆聽呼吸聲，進而減少大腦思緒的產生，降低腦神經的活躍度，以達到減壓之效。額外一提，此療法對於精神官能症、焦慮症、恐慌症、憂鬱症，甚至是慢性疼痛，都有相當程度的改善。類似的應用還可延伸至味覺飲食、聽覺聆聽、視覺欣賞…等，只要能減少大腦過度的思緒活動，便可達到紓壓效果。

話說，過去老長輩常說：「腦子要常用，不用會變笨…」只是身處高壓、高步調、高資訊量的環境，我們是不是該反其道而行呢？韓國藝術家 Woops Yang 於 2014 年發起發呆放空 (space-out) 行動，現在已成為一項國際性的發呆比賽。發起人表示：適度發呆並不可恥，而且有用。或許在焦慮緊繃的現代，我們更該找時間，放空發呆一會兒！

2. 深度呼吸法

首先，平躺於舒適的床面，接著一手平貼於腹部，另一手貼於胸口，然後進行深度呼吸。重點在於要盡量吸氣到最深，這時你貼於腹部的手或貼於胸廓的手都會有起伏，爾後再慢慢將氣吐盡。有些人在吸氣時，只能做腹部隆起而無法做到胸廓隆起，萬一如此的話，也別太在意，只要盡量吸氣到最深層，便可獲得效果。建議每天執行三次，每次 15-30 回，便可幫助你平衡自律神經系統。

為何深度呼吸法可以平衡自律神經呢？原因在於自律神經元的突觸是分布於肺臟組織，讓我們能藉由調控呼吸的深淺節奏，間接調整自律神經的活性。舉例來說：當我們緊張的時候，呼吸將變得短促快速，此時若你刻意地以深度緩慢的方式來呼吸，便可活化副交感神經，將有助於身體平靜放鬆；反之，在你平靜放鬆時，刻意以短促快速的方式呼吸，便會不自覺變得緊張。因此，越是焦慮急躁，我們越要放慢步調，由外而內，平衡身心，正如著名的廣告台詞「世界越快，心，則慢」。

3. 音樂聆聽法

所謂音樂治療，便是利用「樂音、節奏」對「生理、心理」的影響來達到治療的方法。諸多研究顯示，音樂有助於增加 Alpha 腦波的活性而使人平靜放鬆。再者，聆聽特定頻率的音樂可使 HRV（心律變異性，自律神經系統控制的指標）下降，故有助於改善自律神經系統。

有趣的是，根據 Perez-Lloret S 等人的研究發現，個人偏好或音樂旋律對 HRV 的影響不顯著，也就是說，聽自己喜歡的音樂不一定有助於平衡自律神經，重點是在樂曲的頻率成份。其中，高頻的成份越多，越有助於改善自律神經系統。[65] 相關研究顯示，新時代樂曲的高頻成份較少，古典樂曲的高頻成份較多，所以古典樂曲較能使人放鬆，尤其是莫札特的樂曲，內含有許多 4000 赫茲的高頻率，相當適合用來改善自律神經系統。

4.訓練抗壓能力

壓力大或小，端看生物體能否正常回應。若我們能夠正常回應壓力，便可激發潛能以面對未知的挑戰。但不同的人，面對相同的壓力，其心理感受、行為反應也不盡相同，這與心理素質、抗壓能力有關。不過抗壓能力是可透過後天訓練、生活歷練來提升。舉例來說：當你成功挑戰馬拉松，磨練出的鬥志有助於你面對工作上的困難；或當你克服上台演講的壓力，訓練出的膽量有助於你進行陌生拜訪。運動場上，真正的球星在關鍵時刻，不只要發揮能力，更要扛住壓力，帶領球隊獲得勝利，像是籃球的第四節先生或是棒球的第九局終結者，他們除了擁有成熟的技術與經驗外，還有頑強的抗壓能力。成長勢必伴隨痛苦，適度面對挑戰，漸進提升生理、心理承受壓力的能耐，將有助於我們面對下一次的挑戰。

更多內容，請參閱補充資料 21：壓力與疼痛的關係

　　案例一：吳先生，年約 40 歲，是科技公司的高階管理者，工作內容是思考分析與擬定策略，但近年來被診斷出憂鬱症。根據他的描述，只要他醒著就無法停止大腦思考事情。

　　案例二：王太太，年約 50 歲，是一位家庭主婦，家務事對她來說，是輕而易舉的。但她的個性屬於「愛操煩」，常常擔憂未來、小孩前途、社會安全…等，如此焦慮的性格，讓她時常宛若驚弓之鳥。

　　上述這兩位案例都有長期且嚴重的肌肉痠痛問題，但他們的痠痛並非單純由疲勞或損傷造成的，而是因為過度活躍的腦活動，促使杏仁核或交感神經的活化，間接導致肌肉緊繃而無法放鬆。長久下來，便形成揮之不去的痠痛。試問，面對此類的痠痛，我們該如給他們建議呢？

我們能為身體做的事

　　人的病症，雖有來自先天結構弱點，但更多是後天環境所帶來的。因此…

光是避免傷害仍不夠，還需要溫度效應來促進循環代謝。

光是溫度效應仍不夠，還需要按摩放鬆來鬆動沾黏結節。

光是按摩放鬆仍不夠，還需要拉筋伸展來延展組織長度。

光是拉筋伸展仍不夠，還需要適度運動來強化結構強度。

光是適度運動仍不夠，還需要飲食控制來補足身體營養。

光是飲食控制仍不夠，還需要規律作息來調節生理時鐘。

光是規律作息仍不夠，還需要壓力調適來平衡自律神經。

以上就是能幫助我們身體的七把神兵，我們必須均衡使用每把神兵帶來的效益，不能偏重某一單項。再者，每把神兵利器猶如「雙面之刃」，適宜且正確的應用能產生正面效果，過量或誤用則帶來負面傷害。

最後一道防線

避免損傷是立足於減少破壞力，強化身體是著重在提高承受力，兩者作為預防保健的重要因子，發揮在病症未形成之前。萬一病症已形成，此時就須仰賴專業人士。那麼⋯

" 我們何時該尋求專業協助？ "

這是臨床常遇到的問題，有些人談虎色變，一有不對勁就馬上到診間報到，就算沒病也把自己嚇出病來；但更多人是漫不經心，常把小問題拖成大病症。

這裡分享一位臨床案例：江先生，年約55歲，是位裝潢工人，因工作的關係讓他有長年的肩頸痠痛。當我們為他進行檢查時發現，他的頭部在向右轉時，整條右手臂會出現放電麻木感，而且頭部右轉擺置的時間越長，症狀就越嚴重。此一徵象是相當重要

的判讀訊息，表示頸椎神經可能受到壓迫。

我納悶詢問：「這個狀況多久了？」

江先生：「兩年多了吧…」

「怎麼會拖兩年呢？」

江先生無奈地表示：「工作忙啊！反正不轉頭就沒事…」

後來，江先生確診的是頸椎神經受到壓迫，最終必須接受手術治療。仔細想想，若他在症狀萌芽之初，就予以妥善處置，是不是就能避免麻煩的手術呢？

回過頭再問，什麼狀況是可以等待觀察？什麼狀況是可以自行處置？什麼狀況是必須立即就醫？以下分享幾個大體原則：

■ **症狀時間：留意發生時間，有助於推估病程發展。**

一般來說，人體都有基本的治癒或修復能力。因此，多數病症如同感冒，可藉由休息得到恢復或改善。但要休息多久呢？通常受傷後的 1-2 天（或 3 天、急性期），是症狀強烈明顯的時期，而且會嚴重影響功能表現；3-5 天左右，症狀開始逐漸減輕，功能表現也稍微恢復，但仍有部分受限；5-7 天左右，症狀已大幅改善，功能表現也明顯恢復；7-14 天左右，多數均已恢復正常。

因此，萬一受傷時，我們可以先觀察 1-2 週，若症狀隨著時間而逐漸減少，則可採前文所述的自我保健，加速恢復；反之，若超過 2 週以上仍有明顯疼痛感，代表組織恢復不完全（沾黏組織、骨架異位），此時就需仰賴專業人士的協助。

■ **症狀類型**：詳述症狀感受，有助於治療者找出實質病因。

這裡我們必須先了解的是，「症狀不是病，而是訊息」。每種症狀都代表一種或多種對應的組織問題，比如：

1. 緊脹感，可能是肌肉痙攣、水腫或神經壓迫。
2. 痠痛感，可能是代謝不良、組織發炎或神經壓迫。
3. 麻木感，可能是血液循環障礙或神經壓迫。

因此，萬一受傷時，面對症狀的原則是：若感受屬於緊脹不適，多數問題不大，可多休息或採熱敷按摩的方式來抒解；若感受屬於痠痛，應留心注意，可先觀察 5-7 天，若休息後仍無法緩解，就必須找出問題；若感受屬於尖銳劇痛、放電麻木，通常表示組織已有實質或嚴重的損傷，應立即就醫。

■ **症狀轉變**：詳述症狀的轉變，有助於治療者量化治療效益。

症狀不會一成不變，而是會隨時間出現變化。舉例來說：當病症逐漸惡化時，症狀將由緊繃轉為痠痛，最終演變成劇烈痛；反之，若病症逐漸改善時，症狀便從劇烈痛轉為痠痛或緊繃，最

後則不痛。因此，若症狀屬於逐漸惡化 ▪，就算此時症狀不強烈，也建議就醫檢查。

■ **誘發類型**：詳述症狀的誘發模式，有助於治療者判斷治療方向。

有些症狀在平時不出現，但卻會在某特定姿態動作或時間週期才會顯現，像是彎腰搬重時、清晨睡醒時…等，這類情形若持續存在，就算平時沒症狀，也建議就醫檢查。

更多內容，請參閱補充資料 22：你不說，我怎麼會知道…

最後，讓我分享一個常見的臨床現象：「為何相同的病症，病情發展卻大不同？」就像感冒，有人很快痊癒，有人卻會拖很久。如此情形，也出現在人體的肌肉骨骼損傷。這是為何呢？ 我們將觀察到的可能性，歸納如下：

1. **體質好，恢復快。**

   人體結構雖大體相似，但內在天賦卻有所差別，讓人具有多樣性，所以某些人可以是頂尖選手、某些人優於規劃分析、某些人擅長發明創作…等。另一層意思，也就是說，人與人之間存在體質差異，故使某些人剛毅強健，某些人

▪註：病症惡化的情形，不只在症狀感受方面，還包含發生時間與持續程度。例如：有些人在使用電腦 5-6 小時才出現痠痛，但症狀惡化時，可能使用 2-3 小時就提早發生痠痛；或是有些人出現痠痛時，只要休息一下便可得到緩解，但症狀惡化時，可能需要休息更久，才能得到恢復。上述情形都屬於逐漸惡化的特徵，應謹慎視之。

體弱多病。只是體質不是自己可以決定的，多數與遺傳有關。因此，天賦資質的人要好好珍惜身體，而體質差的人也別太沮喪，因為我們仍可透過後天努力來補強。

2. 年紀輕，恢復快。

小孩或年輕人有更好的組織柔軟度、延展性與新陳代謝，所以萬一受傷，恢復也較快；反之，年長者缺乏上述優勢，自然得花更多時間來恢復。

3. 注重保健，恢復快。

若有好好善待身體，身體對傷害的反應也會不同，比如：時常熱敷按摩者，組織有較好的代謝循環；規律拉筋伸展者，組織有較好的柔軟度；固定運動者，組織有較好的對抗強度…等，而這些都有利於降低損傷或加速組織修復。

4. 新傷病症，恢復快。

俗話說：久病難醫，痼疾難治。如果我們不好好處理最初的傷害，這個傷害不只會反覆發作，也可能衍生其他的問題，比如：放任腳踝扭傷不管，時間積累下可能形成沾黏，造成足踝關節活動受限，甚至影響行走功能或產生代償。

總體來說，體質是天生的，我們無法決定；年齡是進行式，我們無法阻擋，但保健保養，是一種習慣、一種選擇，也是我們後天可以照料身體的方式。同時，病症不要拖，是一種觀念、一種態度，發生問題就該認真面對，妥善處理。

信
念

還不能急！你必須先找到十字的中心，
它無法幫助你前進，但能讓你不迷失。
混亂之中，該往哪去，它是你的嚮導！

第六章 迷途歸返

CHAPTER SIX

《一線之隔》
知行合一
我見到了開頭，就可能看到結局。

引自《地海》

　　一項令人深省的實驗：美國一位脊椎專科醫生，他分析一位背痛患者的生活習慣與工作模式，然後讓一群完全健康的受試者們過著與這位患者相似的日常，接著這位醫生追蹤這群受試者，並紀錄他們的身體狀況。結果發現，這群原本完全健康的受試者，在經歷一段時間後，竟然也出現相似於上述患者的背痛症狀。怎麼會這樣呢？我想，大文豪 托爾斯泰在其著作《安娜·卡列尼娜》的開場中已點出了答案：

> " 所有幸福的家庭都是相似的，
>
> 　不幸的家庭則有各自的辛酸。"

　　有時身體的損傷並非全是外力造成的，而是有更多來自於你「如何使用身體」或「如何與環境互動」，一旦錯誤使用或互動不良

時，其破壞力更勝於外力造成的損傷；反之，若我們能正確使用身體或與環境良好互動，便可免於身體的損傷。以生活例子來比擬：當你正確使用手機，手機就比較不會故障；當你妥善保養機車，機車就比較不會拋錨；當你溫柔地穿脫衣服，衣服就比較不會鬆垮…等。只是在資源充沛、物質鼎盛的現代，有多少人會愛物惜物呢？買多了就送、用舊了就丟、弄壞了就換，如此早已成了常態。但這在人體的世界中，可是行不通的，因為我們的身體是送不走、換不掉、丟不得。

道理永遠是共有相通的！若我們能愛物惜物，一定也會想認真照顧保養身體；相對地，如果我們懂得照顧保養身體，一定也會愛物惜物。從中你能得到的最大回報，就是穩健、良好與健全的功能狀態。

因此，我希望這本書能帶給你的第一個禮物是「愛惜的心」。不管高矮、胖瘦、美醜、強弱，你都要好好珍惜這副身體，因為她是人類費勁千辛萬苦才得來的，雖稱不上完美，但她卻完美地幫我們挨過重重難關並開創出各種的美好，我們能不珍惜嗎？

再者，有時我們之所以錯誤使用身體或與環境互動不良，往往起因於我們的知識、認知或覺察不足。以生活時事來比喻：曾盛極一時的色彩路跑 (Color Run)，雖聲稱食用級的玉米粉不會直接對人體造成不良影響。但不管是什麼粉末，只要吸入過量，都會造成肺部負擔，甚至有引發肺炎的可能性，這就是知識不足；經

典劇作《我們與惡的距離》演出了思覺失調症患者的處境與家屬的掙扎，使我們能去同理並包容體諒。但若沒能理解呢？我們可能會排斥懼怕或鳴鼓而攻，這就是認知不足；2020 年的新型冠狀病毒 (COVID-19) 席捲全球，造成經濟震盪、民眾恐慌。令人難以想見的是，遠離疫區的歐美國家竟也嚴重淪陷，其原因紛紛指向忽略、不預期…等，這就是覺察不足。

反過來看，我們在使用身體或與環境互動時，何嘗不是如此？當我們不知道何謂是正確的人體力學，我們就會用錯誤的方式來使用身體，讓身體陷在損傷的風險中，這就是知識不足；當我們不去理解姿態結構對身體的影響，恣意在寢具上擺置不良姿態，進而加重身體的負擔，這就是認知不足；當我們疲於工作或沉迷於 3C 媒介，忽略身體真實的感受，無法適時予以休息，這就是覺察不足。

或許在現行的世界中，我們可以大喊不知者無罪，但在人體的世界，可就沒這回事。你的一切作為，不管知與不知，都會如實地反映在你身上。好好對待她，她就更好；隨便對待她，她就出問題，如此罷了！有些人早已意識到這層問題，便開始拒絕文明，比如：不上網、不看電視、不用手機…等，更甚者，離開都市，重返鄉村或回歸山林，過著原始生活，像是美國曾興起一股原始人熱潮，追隨者主張返回石器時代祖先的飲食和作息來過活。是否要採取如此極端的選擇？我想，還不至於要走到這個地步。因為人體結構或文明環境，不是只有缺陷，我們也從中獲得許多優

勢。因此，真正重要的不是擺脫或逃離，而是在於我們能否意識到缺陷的本質，進而去彌補、改善或強化。

因此，我希望這本書能帶給你的第二個禮物是「覺察與判斷」。習以為常，是人的天性，當大家都這麼做時，我們會傾向於跟隨模仿，但這不代表大家做的事都是對的，尤其身處複雜的世代，我們更要敏銳覺察問題，並擁有判斷對錯的能力，從中選擇真正適合人體的生活方式。

最後，當你已具備足夠的知識、正確的認知、敏銳的覺知時，剩下的最後一哩路就是行動。但行動的本身，關係到積極性與正確性，以生活時事來比擬：我們認知到塑膠垃圾正在嚴重汙染地球，甚至快要形成另類的生態浩劫，但多數人無法擺脫對塑膠製品的依賴，讓限塑政策淪為只是一種「花錢（買塑膠袋）」，天真地以為這樣能解決問題，這就是積極度不足；我們察覺到空汙的嚴重性，但多數人選擇躲室內，並以緊閉門窗應對，然而研究顯示室內的微塵粒子其實比室外更高，所以躲室內、不開窗就是不完全正確的方式，倒是我們應視狀況開窗保持通風。

我們在使用身體或與環境互動時，不也是如此嗎？當我們意識到運動的重要性，但真正能付諸實踐的人卻不多，甚至成了三天打魚，兩天曬網，這就是積極度不足；我們知道肥胖對身體不好，但多數人只想靠偏方、減肥藥來瘦身，有時體重減了，而身體也傷了，這就是不完全正確的方式；再者，我們認知到躺臥沙

發對身體不好，但工作的疲勞與沙發的舒適，讓我們得過且過，這就是積極度不足；我們知道壓力需要釋放紓解，但多數人選擇追劇、社群聊天或手遊來紓壓，這些看似能讓心情放鬆的管道，實際上無法讓大腦獲得真正的休息，這就是不完全正確的方式。

娥蘇拉在《地海彼岸》中有段令人深省的談話，是老巫師格得對年輕王子亞刃所說的：

> "…選擇和決定時，要盡量小心。我曾經面對兩種選擇「有所不為」與「有所為」…可是，每項行為舉動都把你與它、與它的結果，緊緊捆縛在一起…碰到行動與行動間的一個空檔，可以停下來，只是單純地存在，或是徹底想一想…"

雖然積極行動是必要的，但有時採取行動前也要好好思考。如果你不認真思考，有時行動非但毫無助益，甚至會帶來傷害。

舉個臨床案例：吳小姐是一位勤快的保險業務員。在一次業務拜訪中，不慎扭傷腳踝而腫脹，聽其友人的建議以民俗療法的「放血」來處置腫脹。但不幸地，吳小姐的腳踝腫脹並沒有因放血而得到改善，反倒因傷口感染而併發蜂窩性組織炎。不幸中的大幸，感染得到控制，不然可能得面臨截肢。

何謂放血呢？放血有很多種作法，目前比較常見的就是先以血糖針輕戳患部數針，產生小傷口後，再以吸杯（手動或電動的拔罐

裝置），將體液抽吸出來，爾後再貼個藥布。這項民俗療法能流傳這麼久，自有它的功效。只是我們要思考的是，腳踝扭傷只能選擇放血嗎？身體條件適合嗎？過程衛生乾淨嗎？傷口照顧恢復好嗎？有太多是需要我們想一想…

因此，我希望這本書能帶給你的第三個禮物是「積極並正確的行動」。如果你已經認知並察覺到問題所在，卻因惰性而不採取行動，就什麼也不會改變，所以你必須積極面對並採取行動。但行動也不能有做就好或亂無章法執行，你必須好好思考行動的目的、方法、效果是否符合身體的需要。如此一來，你不只讓行動產生實質的助益，也避免無意義、錯誤，甚至有害的行動。

人類演化至今，稱不上完美，甚至離完美還有一段距離。但你是有選擇的，你是想…

" 渾然而覺、沉淪其中？還是，竭盡所能、彌補不足？ "

最後，我以查爾斯·狄更斯的故事《A Christmas Carol in Prose, Being a Ghost-Story of Christmas》與你互勉：

" 男主角史古基，原先是一個唯利是圖、待人苛刻、
一毛不拔的商人。在聖誕夜當天，遇見了「過去、
現代、未來」三位聖誕精靈，在經歷重重的異象
後，他悔悟過去的生活方式，因此當下決心改變
自己；此後，他熱心助人，體現感恩與助人的真
諦；往後，他便成為一位受人景仰的慈善家。 "

湧
現

事實的真相，只對放棄偏執的人，啟蒙；
真理的大門，只向看見整體的人，開啟。
朋友！你用心體會的一切，將在日後用到。

CHAPTER
SEVEN

補充資料 1：Neutral Position 的重要性

Neutral Position，我們稱爲自然姿（自然位置）或中立姿（中立位置），以下我們統稱中立姿。當人體處於中立姿時，此時代表：

1. 關節擁有最大的運動表現。
2. 骨骼、肌肉、筋膜等系統擁有最少的壓力負擔。
3. 肌腱、韌帶…等軟組織處於拉張平衡。

簡言之，當身體處在這個姿勢位置時，骨骼關節擁有最少的結構內力，肌肉 & 筋膜組織也能有最均勻的長度張力，有助於降低肌肉骨骼系統疾病的風險。那麼中立姿會是一個什麼樣的姿態呢？我們一般認爲中立姿是人體在無重力（微重力）下呈現的姿勢，對此美國太空總署在微重力環境下分析了六名機組人員的姿勢，從中發現三個主要的姿勢特徵，分別爲：

1. 軀幹幾乎呈現直立。
2. **膝蓋是微彎。**
3. 頸部是筆直。

有趣的是，參與者們之間仍有一些微妙的差異，研究人員認爲這可能與其活動習慣、運動類型、性別（男女的重心），甚至與過去的身體傷害有關，比如：骨折。[64] 換言之，每個人的中立姿都會有些差異，即使是同一人也可能因不同的狀況而有變化，比如：受傷、節令變化、溫溼度…等，這時再加上重力的影響，我們難以呈現眞正完全放鬆的姿態，所以中立姿只是一個相對或假定的

姿態，在現行狀況下，我們不太能擺置在絕對的中立姿。因此，現在我們所稱的 neutral position，指的是相對的中立姿，也就是骨關節擁有最完整運動表現的位置，而且這個位置通常位於關節活動的中心範圍，比如：手掌處於中立姿時，其樣貌既不緊握也非完全撐開，而是介於之間的微張，但微張的程度，因人而異，不過差異不大。

■ 思考：正確位置 vs 輕鬆姿態

在臨床中，我們經常被患者們詢問：

「我覺得駝背很舒服，駝背是不是中立姿？」

「我覺得低頭很輕鬆，低頭是不是中立姿？」

「我覺得蹺腳很放鬆，翹腳是不是中立姿？」

「我覺得斜躺沙發很自在，斜躺是不是中立姿？」

很遺憾，上述答案都是 NO！中立姿，廣義上雖指身體擺置在最輕鬆、無負擔的位置，但也必須同時包含骨關節有最完整的運動表現。上述這些姿態，雖讓肌肉（主動支撐）得到放鬆，但關節位置卻不理想，甚至負擔全數落在骨骼（被動支撐）。

為何我們常誤以為輕鬆就是正確呢？其實這是因為人體感覺受器在分布、類型差異的緣故，以致我們可以輕易察覺到肌肉的疲勞，但卻無法立即感受骨骼關節的負擔，故使我們傾向擺置在輕鬆卻不良的姿態。

生活中有諸多因素容易讓我們不自覺偏離中立姿，比如：托腮歪頭的個人習慣、拱背久坐的工作習性、低頭滑手機的使用行為…等，這些偏離中立姿的不良姿勢，一旦長時間擺置，便會造成組織失衡、骨關節排列錯誤，甚至形塑出不良的身形。除此之外，長期偏離中立姿會使我們產生錯誤的本體感覺，讓我們難以辨知身體的正確位置，比如：對駝背的人來說，他們往往無法覺察自己的不良姿態，而是必須透過他人告知或鏡子才能得知。

所幸我們可透過專業的協助，找回自己的中立姿。另外，若想維持良好姿勢，但又不知道從何開始的話，你可以先參考上文所提的三大特徵：①頸椎筆直；②軀幹直挺；③膝關節微彎。

現象思考 人的一生，只會越漸遠離中立姿？

有學者說：「人從一出生開始，便會逐漸遠離平衡。」這是為何呢？現在，請你回想看看：一天當中，你有哪些姿態或動作是完全對稱平衡或符合中立姿呢？

其實人體多數的功能性動作是「非對稱、不平衡」，加上維持姿勢需要「耗能作功」而讓人疲累，以致我們喜歡擺在歪七扭八的姿勢，此時還不能忘了「年齡、重力」的長遠影響。如此情形，導致多數人普遍存在姿態不良的問題。因此，這裡要提醒的是，維持好姿勢是需要努力的，千萬別恣意擺置身體。

補充資料 2：關於包包、背包的建議

　　你家中有幾個包包呢？包的種類繁多且功能各異，有小孩的、大人的、上班用的、運動用的，甚至對女性來說，包包不單是一種功能性物品，更是一種搭配穿著的飾品。但包包並非現代人特有的產物，早在西元前 3000 年就有類似包包的物品，當時的包包是由樹枝、獸皮等編織而成的，功能同樣是用來裝載物品，所以包包也算是一項具有文化歷史意義的產物。只不過包包內含的重量，除了會增加身體的壓力外，也會干擾身體力學而影響人體平衡。因此，慎選包包的種類或揹負的方式，格外重要。我們該怎麼選擇呢？在此之前，我們先來複習兩個觀念：

1. 人體的重心位置

　　成年人（站立時）的重心在薦椎第二節，大約在肚臍下方。

2. 力矩 =F x d(施力臂)，且 F=m(質量) x g

　　物體越重或施力臂越長，產生的力矩也越大。

有了上述觀念後，我們來看包包與揹負方式對人體的影響：

1. 雙肩包 vs 單肩包

　　身體兩側的負重越平均，產生的力矩就越少。相比之下，雙肩包能平均分配重量於兩側，所以比單肩包理想。

2. 後揹式 vs 前揹式

　　曾有人建議小學生的書包改為「前揹式」，以避免駝背。這個想法是對的還是錯的呢？當書包後揹時，產生的力矩會

使軀幹向後倒，這時人體爲了抗衡力矩，確實容易採取拱背姿而形成駝背；不過若改以前揹時，力矩相對會使軀幹向前傾，這時人體爲了抗衡力矩，反而會做出腹部前頂而形成縮腰。因此，重點不在於揹負方向，而是要減輕書包的重量。既然都有優缺點，哪種揹負方式比較符合人體力學呢？若從身體重心位置來看，後揹式可讓背包更貼近身體重心，故可大幅減少力矩，所以比較理想。

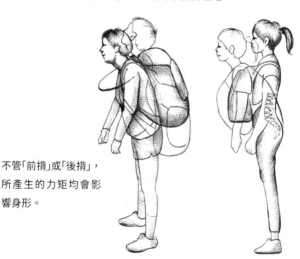

不管「前揹」或「後揹」，所產生的力矩均會影響身形。

3.斜揹式 vs 單揹式

如果你只想用單肩包的話，那麼你一定要了解單肩包可能產生的影響：

　　a. 單肩包容易滑落，肩膀會不自覺「上提」以減少滑落。

　　b. 單肩包容易產生力矩，軀幹會不自覺「側傾」來抗衡。

無論是肩膀上提或軀幹側傾，都不利於組織結構或力學平衡。相比之下，斜揹式可以防止包包下滑，同時可減少力矩的影響，故較理想。

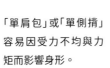

「單肩包」或「單側揹」容易因受力不均與力矩而影響身形。

4. 雙側單肩包 vs 單側單肩包

如果你不喜歡斜揹，加上包包的重量又無法減輕的話，這時不如多使用一個單肩包，讓重量平均分配在兩個包包。這種平均配重的方式，能讓力矩彼此抗衡，故較理想。比如：提水桶，如果你將重量集中於一側，就容易讓軀幹歪一邊，甚至走路也會受影響；反之，若將重量平均分配於兩側，這時不僅不會歪斜，走路也可更平穩。舉一反三，既然左、右要平衡，那麼前、後呢？如果你需要揹負大重量時，前後揹重若能平衡，一定會很有感。

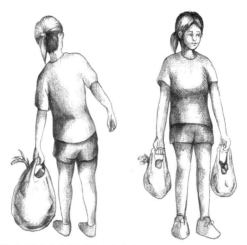

「集中單側」與「分配雙側」會對身體產生不同程度的影響。

5. 腰背包 vs 肩背包

當物體的位置越接近身體重心，力矩就越小。兩相比較，腰背包可以更貼近身體重心，所以比肩背包理想。

由上可知，我們除了要盡量減少背包重量與揹負時間外，也要選擇合乎力學的揹負方式，與此同時，更要選擇合適的背包。該怎麼選擇一個好背包呢？以下提供一些參考：

1. 貼合性

背包越貼合身體，產生的力矩就越少。因此，除了選擇尺寸適宜的背包外，我們更應妥善調整肩背帶長度 ※，好讓背包更貼合身體。

※註：肩背帶過長，容易讓背包垂吊於身後，以致背包遠離身體重心，增加揹重負擔。

2. 穩固性

身體活動時會產生晃動或轉動，倘若你的背包沒有良好的固定，背包產生的慣性力會影響身體的平穩，所以我們可以選擇有胸綁帶或腰綁帶的背包，以增加揹負穩固性。

3. 支撐性

人體在腰薦處有個彎曲面，有些人會利用此曲面作爲支撐平台來負重，比如：後揹式搬重。同理，有些背包設計者會利用此曲面來設計背包的貼合度或於下緣處延伸出支撐墊(或稱臀墊、腰帶墊)，其目的是要讓背包的部分重量可以分配到薦椎骨盆，以減輕肩部、軀幹的負擔。因此，我們可以選擇曲面適宜或有支撐墊的背包，以有效分配重量。

4. 寬軟的肩背帶

細窄的肩背帶容易讓壓力集中，並增加組織負擔；相比下，寬軟的肩背帶可以協助壓力分散，故較理想。

額外一提，面對家中正在發育的孩童，有些家長爲了省下更換物品的麻煩，常會購買「大一號」的尺寸，像是衣服、鞋子或書包。有些物品大一點，並不影響功能，但有些則會嚴重干擾人體組織並改變身體力學，尤其是鞋子和背包。因此，選擇時，盡量貼合適中，切記不要貪小便宜！

補充資料 3：打噴嚏、咳嗽，也是有學問的！

話說，以前每當我們要用力打噴嚏時，老長輩常會叮嚀：「動作小一點！不要那麼大力…」至於原因，老長輩並沒有解釋。

經專業養成後，我才了解到打噴嚏的過程，不只會產生出高壓氣流而傷及鼻內黏膜組織 [註]，甚至會增加血管壓力而導致血管破裂。雖然大血管破裂的發生率不高，但臨床上確實有案例是因用力打噴嚏而中風住院。為何這些常見的日常動作可能造成如此嚴重的損傷呢？我們一起來了解其機制與原理：

首先，人在打噴嚏或咳嗽時會先用力吸氣，接著再瞬間壓縮剛吸入的氣體，於是產生出高壓氣流，好將異物排出。其中，在吸氣階段時，會先讓肌肉處在拉張狀態；隨後進入壓縮階段時，再使肌肉強力收縮。如此透過「先拉張再收縮」產生的壓縮力會比一般壓縮力更大，如同我們跳躍前的下蹲。這股壓縮力會讓身體組織變得緊繃，故使血管壓力遽增，一旦血管無法承受，便會導致血管破裂，這就是我們打噴嚏或咳嗽要小力一點的原因。

打噴嚏或咳嗽，只有如此嗎？不！不然！非也！打噴嚏或咳嗽，其實也會改變人體內壓，進而影響身體其他組織。我們先來了解內壓是如何與人體相互依存？你可以嘗試以下兩組實驗：

1. 吸飽氣後，搬重物，感受看看。
2. 吐盡氣後，搬重物，感受看看。

[註]：打噴嚏有時會出現血絲，正是傷及鼻內黏膜組織及其周圍的微血管。

正常來說，當我們吸飽氣時來搬重物，軀幹動作較穩定且力量扎實；若將體內空氣吐盡再搬重物，軀幹動作較不穩且力量空虛。這也是為何許多人在搬重物前，常會不知覺先吸一口氣的原因，甚至一旦需要長時間負重時，有些人還會想要憋住氣，但憋氣是不被建議的，因為這樣會間接導致「顱內壓」升高，比較理想的作法是要緩慢地將氣吐盡。

為何吸飽氣可以讓我們的軀幹動作變得穩定呢？其實這運用到人體的內壓系統，當我們吸飽氣時，飽滿的腹內壓，如同充飽的氣球，是具有支撐性，可使軀幹獲得穩定以增進動作功能。你可以再嘗試兩個體驗：

1.軀幹拱背，輕鬆坐在椅上，然後用力吸飽氣，感受看看。
2.軀幹直挺，輕鬆坐在椅上，然後用力吐盡氣，感受看看。

正常來說，拱背姿時的吸氣會將我們的軀幹拉拔挺正；反之，直挺姿的吐氣會讓我們的軀幹逐漸凹拱駝背。

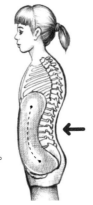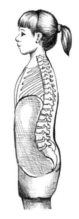

身形與內壓會交互影響。

這要說明什麼呢？也就是說，適宜充足的腹內壓，是有助於人體維持良好身形；反之，腹內壓不足，便不利於姿態維持。從這裡我們可以理解為何心肺體能不好的人，也常呈現駝背縮腰。但究竟誰是真正的起因呢？

不管答案為何，我們必須清楚知道，自然本質是相互依生，且共同伴隨。人體也不例外，當我們低頭駝背或縮腰時，一定會造成胸腹腔的空間窄縮，以致內壓不足，而長期不足的內壓是無法幫助我們支撐身形，久之就會讓我們姿態更不良。惡性循環一旦啟動，終無止盡！因此，平日維持良好的姿態，不只可以降低肌肉骨骼系統的損傷，也有助於維持適宜的腹內壓。

上述所提的是姿態不良與內壓不足的情形，但是萬一姿態不理想，此時再加上「內壓過大」，又會對人體造成什麼影響呢？你可以透過以下體驗來感受：

1. 軀幹彎腰加上低頭，然後吸氣或小力咳嗽，感受看看。
2. 軀幹後仰加上抬頭，然後吸氣或小力咳嗽，感受看看。

正常來說，這兩組動作都會讓身體在某特定區域（胸腰背）產生緊繃，甚至出現不適感。這是因為當身體遠離中立姿時，組織會受到牽拉或壓縮，故讓張力提高，這時大力吸氣或用力咳嗽產生出的額外壓力，便容易集中在某特定區域而增加身體負擔。

除此之外，當我們用力打噴嚏或咳嗽時，通常會伴隨一些習慣性動作，像是頭部「先後仰再前甩」或是軀幹「先後仰再前彎」。

這類如同「甩鞭」般的習慣性動作，除了使人體偏離中立姿外，也讓組織承受過多的形變力，此時若再加上遽增的內壓，其破壞力足以對身體造成嚴重的損傷。以下分享兩個臨床案例：

案例一：咳嗽與「落枕」。X 先生因感冒而久咳不止，在某一次用力咳嗽時，他不自覺地將頭顱用力向前甩，結果導致頸部嚴重扭傷，即俗稱的落枕。

案例二：如廁與「閃到腰」。S 先生有便秘的困擾。在某一次如廁時，他彎拱著腰，欲用力排便的瞬間，腰背劇痛而無法起身，結果診斷出腰部拉傷，即俗稱的閃到腰。

因此，我們不要小看打噴嚏、咳嗽，甚至是如廁用力，這些會讓內壓遽增的動作，若要執行，請務必挺正軀幹，然後聽從老長輩的建議：動作小一點！不要那麼大力…

■ 延伸應用：束腹、護腰

長年腰痛者會倚賴護腰（或束腹），保護腰椎或減輕症狀，為何這些護具可以幫助人體呢？理由如下：

1. 護腰可協助支撐軀幹，減少肌肉負擔。
2. 護腰可部分限制腰椎動作，間接維持腰椎的中立姿。
3. 護腰可相對增加腹內壓 ，協助軀幹穩定與支撐。

註：當空間被限制，我們只要吸入少許空氣就可相對產生足夠的腹內壓。

聽起來好像很好…是吧？我們往往容易注視眼前的好，而忽略伴隨的壞。**帶來優點的同時，缺點也相應而生**，護具所帶來的負面影響，分別如下：

1. 肌肉活動減少，長期依賴會影響肌肉能力。
2. 腰椎活動受到限制，長期依賴會導致脊椎活動異常。
3. 腹腔空間受到壓縮，長期依賴會限縮腹腔空間。

回歸本質，我們應適度鍛鍊核心肌群並留意身體力學，同時要維持良好姿態以保有適宜的腹內壓。若需穿戴護腰工作時，也要適時卸下並作短暫性休息，以減輕組織的壓迫。

現象思考 **甩鞭症候群**

兩車發生碰撞時，通常可分為「被撞」與「追撞、推撞」，雖然損壞在車子，但裡頭的乘客一樣遭受波及。其中，被撞時，衝力會導致乘客的頸部先後仰，再前甩；追撞時，則導致頸部先前彎，再後甩。這種像是揮鞭的情形，臨床上稱為「甩鞭症候群」，輕則拉傷肌肉或關節，重則導致脊椎神經或腦部損傷。如此也衍生一個議題，就是「安全帶」的設計，畢竟安全帶會將身體固定在座椅上，這讓衝力容易直接影響頸椎、頭顱。

該如何設計就交給專家吧！這裡要提醒的是，甩鞭效應不會只發生在意外碰撞，還會出現在我們的日常，比如：打噴嚏。

補充資料 4：張力均衡結構

結締組織在人體內構成的筋膜，可作爲引導體液（養分廢物交替）、分隔區間、連結（串聯相關細胞）、緩衝保護…等諸多功能，其中還有一項重要的功能就是搭建張力均衡結構（拉張整體結構，tensegrity structure），幫助人體維持內部結構。

什麼是張力均衡結構呢？原創於 Snelson，但由 R.B.Fuller 提出的 Tensegrity 張力均衡，是由「一組不連續的受壓單元用來承受間斷性壓縮力」與「一套連續的受拉單元用來承受持續性拉張力」，兩者共同組成的具自身支撐性的空間網絡結構。這裡我們先來認識三個物理學名詞：

1. 剛度：結構抵抗變形的能力，剛度越大，越不易變形。
2. 應力：結構抵抗荷載時產生的力。
3. 預應力：預先施於結構內的力，可用於抵消荷載時的力。

接著我們來看張力均衡結構具有哪些基本特性：

1. 所有的組成單元都是連結在一起。
2. 結構能自處於平衡狀態。
3. 結構內部存在基本預應力可提供結構基本剛度。

如此特性建立在受壓、受拉單元的力學平衡下，除了可幫助結構維持基本形貌，還有初始的預應力可幫助結構抵抗外力。而且萬一結構所受的外力過大，張力結構還可透過自身形變來增加

預應力，藉此提高結構剛度以抵抗外力。當外力消失或抵銷後，張力結構可回復至原先的基本形貌與力學平衡。額外一提，張力結構最大的特色在於能搭建出多樣性、不規則的結構空間，而不會受限於方方正正的形貌。

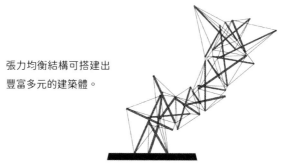

張力均衡結構可搭建出豐富多元的建築體。

　　回頭來看，搭建人體張力結構的「不連續的受壓單元」就是骨骼，而「連續的受拉單元」就是肌肉 & 筋膜組織。兩者在力學平衡下構築的基本形貌，即我們所見「人的樣子」。單論結構特性，張力均衡結構在人體身上有何助益呢？

　　1.有效節能：可幫助人體以最省力的方式來維持姿態穩定。
　　2.形成模組：可幫助人體執行多元、複雜的動作技巧。
　　3.抵禦外力：可幫助人體承受適宜的外力。

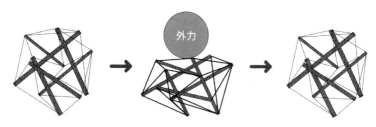

藉由形變來提高剛度並抵禦外力，爾後可回復至原先形貌。

■ 深入思考：從張力均衡結構看「人的樣子」

　　既然人的形貌是由受壓、受拉單元在力學平衡下所搭建出來的空間結構，那麼什麼樣子是「人」最自然的形貌呢？你想像的出來嗎？給你一個提示：這個姿勢擁有最少的結構內力與最均勻的組織張力，換言之，此時的人體有最少的系統壓力。

　　答案就是我們前文所提的中立姿，所以當我們偏離中立姿時，身體結構就會產生形變，讓局部應力、剛度發生變化，但只要我們回到中立姿時，內力或張力又會回復至原本平衡的狀態。只是這樣的回復能力不會永久存在，根據 Thomas W. Myers 的描述，筋膜組織雖然可以重新排列調整，只是萬一發生完全形變（變性、變質）便會失去回復能力。

　　不僅如此，當我們長時間維持不良姿態或頻繁反覆錯誤使用身體時，人體的結構內力也會產生變化，這時失衡的內力必須重新建立一個「新的力學平衡」，以適應外界變化。但新的力學平衡，意味著預應力與結構剛度已不同於最初，故而改變結構原先的形貌，形成另一個新的模樣。

　　比如：駝背初期形成時，我們仍可挺正身姿（回到中立姿），只是有些費力。但若是長期駝背而使張力結構發生完全形變或形成新的力學平衡時，這時我們便會「定型」在駝背身形，難以回正。這也是為何脊椎側彎一旦形成，矯正治療往往是曠日廢時，正是因為內部結構可能完全形變，或已形成另一股新的力學平衡。

補充資料 5：中立姿態與交叉症候群

　　相較於四足動物，雙足的人類多了一道課題，就是要維持中立姿。倘若我們沒能維持中立姿，長期下來，便會對身體造成多面向的影響。爲了實際感受中立姿對身體造成的影響，你可以嘗試以下體驗：

1.將手掌擺置在完全放鬆的姿態下，觀察呈現的樣貌。
2.手掌做出握拳，無須用力，只要握住就好，感受看看。
3.握拳不動，持續 1-2 小時或更久，感受看看。
4.經 1-2 小時後，張開手掌，感受看看。

　　正常來說，當手掌完全放鬆時，其姿態旣非全張，也非緊握，而是介於之間的「微張」，我們將此假定爲手掌的中立位置，同時也代表手掌的肌肉正處於平衡狀態；當我們握拳時，手掌會偏離中立位置而使掌心的肌肉縮短、掌背的肌肉拉長，此時手掌的肌肉正處於不平衡的狀態；只是握拳幾分鐘並不會有什麼異狀，但隨著時間的經過，手掌便會出現緊、痠、脹，甚至麻木，而且時間越長，影響越甚；經過 1-2 小時後，當你準備要張開手掌時，便會感到僵緊遲鈍或是鬆軟無力，必須稍微活動，才能恢復自然。

　　怎麼會有如此的現象呢？其實這是因爲偏離中立姿時，組織的不平衡會使張力（緊度、密合度）產生變化，進而影響局部代謝循環與組織功能表現。其中，「變短側」容易緊繃痠痛，「變長側」容易疲勞無力。所幸，我們通常可以在活動之後得到恢復，只是回

復力並非永久不變，而是會受到內、外在因素的影響，比如：時間、年齡、溫度或組織活性…等。

　　理解組織失衡對人體產生的影響後，接著我們來重新檢視肩頸痠、腰背痛與不良姿態之間的關係：當我們下巴前伸時，「頸屈肌、背肌」會拉張變長，而「頸伸肌、胸肌」會緊縮變短。如此對稱交叉的徵象，醫學稱爲交叉症候群 (cross syndrome)，因爲發生在上半身，又稱「上交叉」。無獨有偶，既然有上交叉，肯定也有下交叉，當我們腹部前凸時，「腹肌、臀肌」會拉張變長，且「背伸肌、股直肌」會緊縮變短，這就是「下交叉」。

　　額外一提，上或下交叉，可能獨立存在，但大多同時並存，因爲身體的內力是相互抗衡的，其中一者先發生，另一者也會逐漸形成，所以我們必須隨時檢視自身的姿態動作，因爲失衡的影響通常是全身整體，而非局部單一。

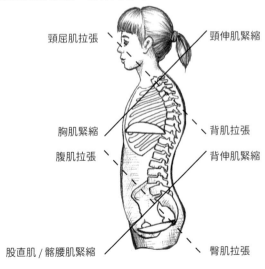

頸屈肌拉張　　　　　　　　　　頸伸肌緊縮

胸肌緊縮　　　　　　　　　　背肌拉張
腹肌拉張　　　　　　　　　　背伸肌緊縮

股直肌 / 髂腰肌緊縮　　　　　　　臀肌拉張

長期的不良的姿態會讓身體產生多面向的失衡。

補充資料 6：聞骨刺色變，畢竟它不是魚翅。

骨刺，即贅骨增生，為何人體會增生贅骨呢？我們從力學角度來思考，當骨骼承受外力時，其內部會生成與之抗衡的內力。萬一外力過大而導致骨骼內部無法生成與之抗衡的內力，便會造成骨組織損傷。此時，人體會透過結締組織細胞來進行修復，而結締組織細胞是根據形變力的**方向**與**位置**，分泌膠原基質進行**結構補強**，結果就是贅骨增生，正如俗話說：「打斷手骨顛倒勇」。

所以，贅骨增生與所受的形變力有關，換言之，只要能抑止過量、過大的形變力，就能減少贅骨產生。以足部為例，哪些形變力的方向與位置會造成贅骨增生？①小腿組織的垂直拉張力，贅骨增生於跟骨後上方；②體重的垂直壓迫力，贅骨增生於跟骨底部；③足底組織的水平拉張力，贅骨增生於跟骨前下方。

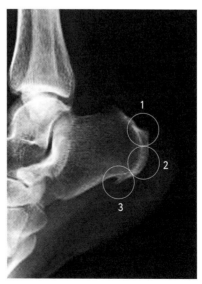

1. 跟骨後上方的骨刺；2. 跟骨底部的骨刺；3. 跟骨前下方的骨刺。

補充資料 7：現代人的足弓問題

　　一般來說，嬰兒出生至兩歲期間，因組織尚未發育成熟，所以足弓呈現扁平。隨著年齡增長，約莫在 2-7 歲間，最晚在 10 歲左右，足弓就會形成。然而並非每個人都循著此途徑，可能受限於先、後天因素的影響，像是遺傳、肥胖、肌無力、韌帶鬆弛…等，讓足弓發展異常。除此之外，目前還有兩個趨勢正在悄然中影響孩童的足弓發展，分別為：①相較於鄉村，都市孩童更容易有足弓異常；②相較於過去，現代孩童更容易有足弓異常。這是為何呢？我們一起來想想：

■ 地質因素

　　硬地質，像是水泥地或柏油路，會間接減少足趾關節的活動，讓腳趾彎曲抓地的動作變少，以致足底肌肉無法得到完整的發展。若想了解地質對腳掌的影響，你只要找一天到海灘上跑步，便可深刻體悟。海灘跑步時，腳趾會更用力進行踩蹬，同時也有更大的動作範圍。

■ 鞋具因素

　　古人類也有鞋子，他們通常會利用韌性好的樹皮、樹葉來編織鞋具，其形貌類似今天的涼鞋，好處在於腳趾、腳背的活動不受影響。反觀現今的鞋子，大多是緊密包覆，而包覆性好的鞋子容易限制腳踝、腳趾的動作。當足掌受到的限制多時，足部組織就不易得到完整的發展。你可以嘗試以下體驗：

1.穿著鞋子時，活動每一根腳趾，感覺看看。

2.將鞋帶綁緊，越緊越好，走路看看。

一般來說，穿著鞋子會部分限制我們的腳趾活動，萬一尺寸太小或鞋帶太緊，更會限制足踝活動，尤其是楦頭小、鞋身硬的鞋款，其感受更是明顯。

■ 活動因素

話說，我小時候並沒有太多迷人的 3C，反倒存在不少趣味的活動或運動，像是射彈珠或跳繩。其中，爬樹、爬欄杆更是同學間相互較量的項目，當然這類活動可能伴隨一點危險性，讓現代家長們敬而遠之，只不過有時保護的太好，卻可能失去刺激身體成長的機會。另外，都市化的影響下，現在的孩童能遊玩的場所變少，加上交通安危的顧慮，讓「宅在家」成了一種常態，大幅減少孩童的活動量。正常來說，孩童的身體本該在遊玩或運動中逐漸成熟，如同小獅群透過彼此間打鬧來發展狩獵本能，然而現今孩童的活動量不如以往，取而代之的是 3C 與宅在家，自然無法讓足部組織得到完整的發展。

綜合上述，足弓異常與環境、鞋具或活動有關，倘若家中有發育中的小孩，可多帶他們到有草地、泥地或沙地的場所，並以赤足的方式適量活動，一定有助於足弓的發展。

補充資料 8：淺談足底筋膜痛、足底痛

　　據美國流行病學統計，每十人就有一人罹患足底筋膜痛。全世界每年至少有兩億的人在治療足底筋膜痛，其好發年齡約在40-60歲間。足底筋膜痛的典型特徵就是早晨離床（久坐、久站）的前一、兩步，腳底會有尖銳的壓迫痛。症狀輕者只要稍加活動便可減輕症狀，症狀重者可能越動越痛，甚至跛行。

　　這裡要特別提的是，足底筋膜痛一般指的是足底的「筋膜組織」因發炎損傷而產生疼痛，但足底筋膜痛並不是病因而是病果，況且足部的疼痛也非完全都是筋膜造成的，所以為了不讓思考侷限在病理名詞的框架，以下我們統稱為「足底痛」。為何我們容易發生足底痛呢？我們又該如何應對呢？讓我們一同來檢視：

1. 肌肉 & 筋膜型

　　發生比例高，常見於運動過量者、活動不足者。由於產生腳掌動作的肌群，多數「起始於小腿，終止於足底」，像是腓骨肌、脛後肌或屈趾肌…等，當這些小腿肌群發生撕裂損傷，便可能產生足底痛的症狀。再者，腳掌與小腿在力量傳遞上是連通，也就是說，腳掌受力時，可透過小腿肌群來協助分擔；反過來說，萬一小腿肌群僵硬緊繃，足底組織除了要獨自承受多數的外力，也會受到小腿肌群的拉扯而造成損傷。若屬此類的足底痛，不能只是聚焦足底組織，也須連同檢視小腿肌群，進而改善下肢整體功能。此外，要慎選鞋具或視需要輔以足弓墊來改善足部力學。

2. 老化／退化型

常見於年長者、肥胖者。多數原因來自脂肪墊退化或贅骨增生，讓足底組織無法緩衝或分散壓迫力，因而造成足底痛。若屬此類的足底痛，則需控制體重或視狀況輔以足底軟墊來分散壓力。

3. 神經型

發生比例低，常見於意外傷害、脊椎病患者。神經因素的足底痛，可能來自脊椎或腳掌周圍的神經，通常這類患者「難以明確指出疼痛位置」，而且「疼痛位置會移轉」，甚至疼痛可能出現在「無壓迫」時，比如：平躺時也會疼痛。若屬此類的足底痛，必須找出根源並予以處置，比如：若因腰椎神經根沾黏而造成的足底痛，就應針對腰部來處置，而不能只是聚焦在足部。

現象思考 足弓異常

不管扁平足或高弓足，均屬足弓異常。其中，扁平足占比多數。Tariq Ashraf1 等人針對 150 名學生進行分析檢測發現，扁平足的學生有 49 位 (32.6%)、高弓足有 25 位 (16.6%)，比例約為 2：1，其他研究也呈現相似的比例。有趣的是，R. Woniacka 等人針對波蘭 1115 名小學生進行調查後發現，體重過輕或活動不足的孩童容易形成高足弓；相較下，體重過重則易形成扁平足。[66,67]

補充資料 9：爲何髕骨總喜歡「往外跑」？

當人類開始雙足行走後，就與下肢病症結下不解之緣。其中，膝關節的負擔最大，也是最易退化、老化或損傷的關節。Jinks C. 與 Nguyen 的統計顯示，膝痛的盛行率約 19%，而這當中有慢性膝痛困擾的成年人約占 25%。在美國地區，60 歲的男性膝痛比例爲 18%，女性爲 23%；85-90 歲的男性膝痛比例爲 24%，女性爲 30%。隨著年齡增長，膝痛比例也會逐年增加。[68,69]

在衆多膝痛病症中，就屬髕骨疼痛症候群 (Patellofemoral pain syndrome, PFPS) 是頻繁又常見，這是一種髕骨排列不正、髕骨移動軌跡異常造成的膝痛，在男性膝關節疾病中占 20%，女性占 30%。有趣的是，此類患者幾乎都伴有髕骨外翻而不是內翻。怎麼會這樣呢？以下就讓我們來稍加探討：

先來認識一下髕骨，它是人體中最大的種子骨，你可以暫時把它想像成「漂浮於大腿末端的一艘船」。如果想觸摸它，你只要將手掌伏貼在膝蓋上，然後作出膝蓋彎曲與伸直的動作，此時可以感覺到一塊骨頭動來動去，那就是髕骨。當我們跌倒跪地而讓膝蓋受到撞擊壓迫時，通常是由髕骨來承受外力並保護膝關節。再者，髕骨還能增長施力臂，讓膝關節在彎伸時更具效率與省力，尤其在膝彎曲 60-90 度間。不過如此的效益也帶來了負面影響，那就是作用力衍生出的合力會增加髕骨對「股骨髁間溝」的壓迫，進而加劇鄰近軟骨的磨損而產生膝痛，也就是髕骨疼痛症候群，這也是爲何「蹲姿」傷膝蓋的原因。額外一提，重訓項目中的「深

蹲」，一般會建議蹲姿時，「膝眼」不要超過大腳趾，其意義在避免膝蓋過度彎曲而增加膝關節負擔。因此，對於健身愛好者而言，無論是新手或老手，若肌耐力不足、柔軟度不夠或是關節不穩定者，則不建議執行「全蹲」訓練。

人體畢竟是經過千萬年演化來的，理當不會放任髕骨排列不良或活動異常，對此人體發展出以下的組織結構：

1. 股骨髁間溝

股骨髁間溝 (intercondylar groove) 與髕骨形狀相當契合，其外側寬長抬升，宛如陡坡，目的就是在阻止髕骨向外游離。

2. 內、外側髕骨網狀纖維

內、外網狀纖維 (medial、lateral patella retinacular fibers) 與韌帶將髕骨包覆，在拉張抗衡下，可使其維持於正確位置。

3. 肌肉張力的平衡

附著於髕骨的股四頭肌，在理想的肌張力中，可將髕骨穩固於正確位置。

都已經發展到如此程度，爲何髕骨還是容易排列不良或移動異常呢？以下我們來檢視幾個常見原因：

1. 股骨內旋

當股骨內轉角過大，將使髕股相對處於股骨外側，故而形成髕骨外翻，此現象常發生於「內八腳掌」。尤須注意的是，孩童常見的 W 坐姿就是造成股骨內旋的不良姿態。

2.膝外翻

當膝外翻角度過大,將使髕股相對處於股骨外側,故而形成髕骨外翻,此現象常發生於 X 形腿。

3.足部旋前

當足部旋前 (pronation) 角過大,將使得脛骨、股骨發生代償性內旋,故而形成髕骨外翻,此現象常發生於扁平足。

4. Q 角過大

人體生理性 Q 角 (10-15 度) 會讓髕骨上方的股四頭肌與下方的髕骨肌腱,對髕骨產生向外的「弓弦拉張力」,故而形成髕骨外翻,此現象常見於 X 形腿或女性。額外一提,女性生理性 Q 角大於平均值,相對容易形成不良的腿型。

5.股四頭肌失衡

附著髕骨之上的股四頭肌,分別由股內長肌 (VMI)、股內斜肌 (VMO)、股外側肌 (VL)、股中間肌 (VI) 組成。其中,VMI、VMO 會對髕骨產生向內拉張力,而 VL、VI 會對髕骨產生向外拉張力,一旦向外拉張力過大,便會形成髕骨外翻。此現象常見於盤腿、翹腳的不良姿態。

6.髂徑束緊繃

解剖上的髂徑束 (ITB, iliotibial band),雖沒有直接附著在髕骨上,但其附屬組織會延伸連結髕骨,間接影響髕骨的移動。因此,髂徑束若過於緊縮,便會產生向外拉張力,拉動髕骨形成外翻,此現象常見於運動過量者,比如:跑者。

以上就是髕骨總喜歡「往外跑」的原因。額外一提，造成髕骨疼痛症候群的原因，不單在髕骨本身，還包含膝關節動作與體重。其中，髕骨與膝關節之間的關係如下：

1. 走路時，髕骨會對膝關節產生 1.3 倍體重的壓迫力。
2. 抬伸大腿時，髕骨會對膝關節產生 2.6 倍體重的壓迫力。
3. 上樓時，髕骨會對膝關節產生 3.3 倍體重的壓迫力。
4. 深蹲彎曲時，髕骨會對膝關節產生 7.8 倍體重的壓迫力。

由上可知，若要減輕膝痛或避免膝關節退化，除了髕骨的移動或位置要正確外，也要控制體重並避免膝關節過度彎曲。

現象思考 **Q 角與 X、O 型腿**

醫學所稱的 Q 角，即「髕骨中心到髂前上棘的連線」與「髕骨中心到脛骨粗隆的連線」，此兩線的夾角。Q 角的生理角度約 10-15 度。當 Q 角大於 15 度，稱為膝外翻（或稱膝內移），即「X 型腿」；當 Q 角小於 10 度，稱為膝內翻（或稱膝外移），即「O 型腿」。

對 X 型腿來說，膝關節受力會偏在關節外側；對 O 型腿來說，膝關節受力會偏在關節內側。此兩者會在走路時，讓膝關節受力更不均。額外一提，女性的 Q 角平均落在 16 度左右，容易呈現 X 型腿，這是女性膝關節退化比例偏高的原因之一。

補充資料 10：走路是藝術，如何走出健康的一步？

日本學者 Y. Aoyagi 與 Shephard RJ. 追蹤群馬縣 5000 位長輩(65歲以上)，進行十年以上的跨學科研究發現，每日走路並進行中強度運動能提升全身的血液循環，活躍自然殺手細胞(對抗癌化、老化及病毒)和海馬神經細胞，有助於改善憂鬱症、失智症、高血壓、心臟病…等病症。[70] 其中，走路步數搭配中強度運動與可預防疾病之間的關係為：

1. 4000 步(含 5 分鐘快走)，可預防憂鬱症。
2. 5000 步(含 7.5 分鐘快走)，可預防心臟病、腦中風與失智症。
3. 7000 步(含 15 分鐘快走)，可預防肺癌、大腸癌與乳癌。
4. 8000 步(含 20 分鐘快走)，可預防高血壓、血糖與血脂。

只是雙腿必須負擔全身 70-80% 的重量，並集中於兩個小小的腳掌上，而且人在步行時膝關節的受力是靜態站立的 3 倍，所以就算走路對身體有幫助，也須斟酌，應考量的狀況如下：

■ 走量

對年輕人或小孩來說，走路肯定是多多益善，平均步數可達一天 1.2 萬步或以上。但對年長者、膝傷患者而言，走路可能對下肢產生負擔，故而必須斟酌，這裡給個參考值就是一天約 8000 步左右，原因是一天 8000 步就足於讓身體獲得良好效果，不過請分配一些走量進行有強度的快走，Laura Arndt 學者的建議是一天 30 分鐘的快走，約 3000-5000 步。

■ 重量

　　雖然體重控制是現代人一生的課題，但也別忘了身上揹負的重量，尤其是現代人的背包、公事包的重量約 3-5 公斤。額外提醒，許多人喜歡在交通往返中走路運動，像是走路上下班。雖然立意良好，但仍須注意我們身上的揹負重量、穿著鞋具，甚至是路況…等，這些因素都可能增加行走時的負擔，所以我認為還是另外安排出時間來走路運動，比較妥當。

■ 地質特性

　　地質特性會決定人在行走時的反作用力大小，地質越硬，反作用力越大，對人體的影響也越多。理想上，我們應該選擇軟地質來行走，但現代人能接觸的軟質地偏少，不過仍有一些相對的選擇，像是運動場的 PU 跑道、跑步機 ※。

■ 身體結構

　　身體的重量或受力，若無法平均分配，自然容易加重某一側的負擔。其中，常見造成重量或受力不均的狀況如下：

1. 骨架排列不良

　　常見於脊椎側彎、骨盆歪斜、長短腳…等狀況，因身體重心偏移之故，以致重量分配不均。以長短腳來說，當兩腳落差大於 1 公分以上就會對身體造成明顯影響。

※ 註：PU 跑道的質性 Q 彈，跑步機的跑帶底下非實心，兩者都有助於減少地面反作用力，適合下肢關節痛患者進行走路復健。

你可以嘗試以下實驗：

　　a. 站立時，一腳穿鞋，另一腳不穿鞋，感受看看。

　　b. 同上述情形，改成閉眼原地踏步 60 下，感受看看。

正常來說，當兩腳有明顯的高度差時，我們容易將重量放在短腳側，並以此做支撐側，這時上半身容易傾往長腳側；閉眼踏步時，我們無法保持在原地，而容易產生左右位移或旋轉，這也是爲何有些人在走路時會不自覺「走歪」而無法筆直前進的原因。

2. 不良腿形

腿形不只反映在外觀，更會影響內部的關節受力。以 X 形腿來說，受力容易集中於膝關節外側；相較下，O 形腿則是讓受力集中於膝關節內側。

■ 鞋具

　　理想上，赤足行走是比較好的選擇，因環境使然，我們接觸的幾乎都是硬地質，所以不完全適合赤足。此時，若能借助一雙設計優良的好鞋，除了可以減輕地面反作用力外，還可提升足部力學；反之，若鞋具不良，不僅無法獲得好處，甚至還會在行走過程中造成身體傷害。

■ 行走方式

　　雙足行走是人類的天賦技能，多數人自有記憶以來就會走路，我們大概也忘了當初是怎麼「學會走路」的。但人的走路方式，

千奇百怪，各有特色，甚至形成另類的個人特徵，比如：有人只要看到遠方人影的走路特徵，就能辨識是否爲親友。然而，走路特徵與諸多下肢病症有關。以下我們就常見的內八、外八腳爲例：

1. 內八腳

長時間以內八腳來走路時，容易導致膝內側關節炎或跟腱炎，而且內八走路的觸地衝擊力偏落在腳掌外側，是造成小趾外翻的原因。

2. 外八腳

長時間以外八腳來走路時，容易導致脛前肌損傷或跟腱炎，而且外八走路的觸地衝擊力偏落在腳掌內側，是造成拇趾外翻的原因。額外一提，外八走路是人體相當常見的代償，目的在增加平衡穩定。你可以探「單腳站立」來觀察，看看支撐腳的腳掌是向外比較穩定，還是向內呢？

正常來說，腳掌向外會有更好的平衡穩定，因爲支撐面得以擴大，這是年長者容易呈現外八的原因。不僅如此，外八腳還有助於減輕膝關節內側壓力，緩和退化性膝關節炎的發展。Chang A. 等人分析 56 名受試者（平均年齡 66.6 歲）後發現，當擺盪出去的腿有更多的外八角度時，可間接減少力矩作用，進而降低膝關節負擔，所以膝痛患者傾向將腳掌擺置在外八。[71] 話雖如此，外八腳並不符合人體力學，長時間的代償是會造成其他組織的損傷。

由上可知，走路雖能爲身體帶來諸多好處，但也產生了相應的困擾，所以我們要盡量排除負面因素，讓走路更無負擔。額外一提，根據 Benjanin J. Fregly 的研究指出，透過後天學習或修正，改善步態方式，將有助於減輕膝關節退化的問題；相關研究也顯示，修正走路方式可以有效減輕下肢關節病或肌肉疼痛。[72] 所以，若有長年的下肢痠痛，請務必檢視姿態動作或走路方式。

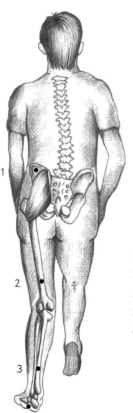

常見的不良步態：
1. 骨盆傾倒：與脊椎側彎有關。
2. 股骨內旋：與膝外翻（X 型腿）有關。
3. 脛骨內旋：與膝外翻（X 型腿）有關。
4. 足部旋前：與扁平足有關。

補充資料 11：籃球員絕症

　　2019 年 5 月，NBA 球星 Kevin Durant 在季後賽次輪第五戰拉傷右小腿。在恢復不完整的狀況下，於六月的總冠軍賽第五場帶傷先發，沒想到僅打了 12 分鐘就再次因右腿傷病而倒地。當時 KD 在一片混亂下被攙扶進休息室，然而陪同 KD 進休息室的隊友 Stephen Curry 竟掉著淚水走出來…因為發生在 Kevin Durant 身上的，正是所有籃球員最不想遇到的跟腱斷裂，又稱籃球員絕症或籃球殺手。這類傷害在籃球世界中並不罕見，像是 2013 年的 Kobe Bryant 也是受害者。人類千萬年演化出的跟腱，難不成如此脆弱不堪？其實跟腱是人體組織中，數一數二的強壯組織，它有多強壯呢？

　　舉例來說：目前人類負重的最高紀錄是亞塞拜然的 Zahir Khudayarov(體重 125 公斤)，於 2015 年創下深蹲 480 公斤、臥推 280 公斤與硬舉 380 公斤的紀錄。若我們以研究數據來換算他的跟腱承受力，可得出他的跟腱在行走時能承受 487.5 公斤重，奔跑時能承受 962.5 公斤重，幾乎完勝他的負重紀錄。

　　那麼在臨床呢？相比於肩頸痠痛、腰痠背痛…等病症，跟腱損傷的患者並不多，甚至低於上肢病症。當然，這與文明型態改變有關，因為下肢活動逐漸減少，取而代之的是更多的上肢作業。總歸來說，只要在正確的運動力學下使用，理當跟腱是不會輕易受傷；反之，若是錯誤或過度使用，輕則撕裂，重則斷裂。

補充資料 12：致敬高跟鞋勇士

說到現代女性，她們具備的技能有時是男性忘塵莫及的，像是穿著高跟鞋上下樓梯、爬山或是奔跑，只是高跟鞋的設計並不符合人體力學，有時還會造成嚴重的下肢損傷。Williams CM 與 Haines TP 分析了 240 位穿著高跟鞋的急診患者後發現，女性占 98%，男性有 2%。其中，常見的受傷部位是腳踝 (51%)，其次是腳趾 (26%)，主要的年齡落在 20-24 歲 (26%) 和 25-29 歲 (19%)。[73]

由此可見，因高跟鞋而嚴重損傷者，在臨床可是相當常見。以下我們要跟各位分享的臨床案例，不是腳踝扭傷這種小問題，而是相當嚴重的跟腱斷裂，怎麼如此嚴重呢？我們來探個究竟：

案例一：陳小姐，年約 40 歲，穿高跟鞋已有十年以上，已能駕馭 15-20 公分的高跟鞋。在一次過馬路時的「小跑步」，因腳踝內翻，導致跟腱斷裂。

案例二：何小姐，年約 30 歲，穿高跟鞋的經驗不多，因工作之故，必須穿著高跟鞋。在一次下樓時的「踩空」，因腳踝內翻，導致跟腱斷裂。

扭傷腳踝，人皆有之。為何她們卻如此嚴重？我們可以從生理學與物理學兩方面來思考：首先，長年穿著高跟鞋會讓跟腱處於縮短狀態，長久下來，跟腱的強度、彈性或延展性會逐漸變差，一旦要面對突如其來的外力，自然缺乏承受力；再者，鞋跟越高，

跟腱縮得越短，萬一腳踝扭扯，跟腱除了要對抗拉張力，也要面對更多的橫向剪力，兩者加乘下，將產生更大的破壞力；最後，跑步有速度、下樓有高度，兩者帶來比平時更大的破壞力。

觀往知來，洞鑑古今；前事不忘，後事之師。親愛的女性們啊！妳們還想為了美感挑戰高跟鞋嗎？

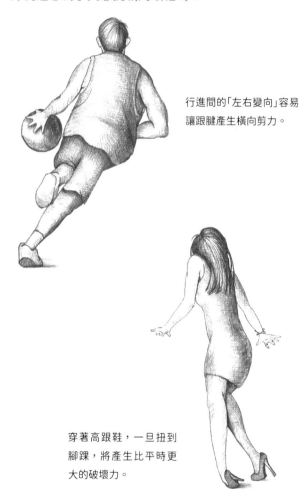

行進間的「左右變向」容易讓跟腱產生橫向剪力。

穿著高跟鞋，一旦扭到腳踝，將產生比平時更大的破壞力。

補充資料 13：什麼！坐太久也會有跑者膝？

「我又沒有在跑步，怎麼會有跑者膝呢？」

這是許多跑者膝患者們心中的困惑。類似的情形，就像網球肘不見得要打網球，媽媽手也不是要當媽媽，五十肩更不一定要五十歲才會發生。以上這些都是所謂的「俗名、俗稱」，雖非正式的醫學詞彙，但卻有助於人們對所見的徵象做分類，有如邏輯中「A=B，但 B≠A」，所以跑者膝不一定只發生在跑者上，只是跑者容易發生而已。

跑者膝，正式來說，應歸為髕骨疼痛症候群 (patellofemoral pain syndrome)，是一種髕骨排列不正常、髕骨滑動軌跡異常造成的膝痛。一般來說，跑者膝與過度運動、勞力負擔有關。但如今多數的工作型態已逐漸轉為坐姿，肌肉可以得到更多放鬆，怎麼還會罹患跑者膝呢？為了解析問題背後的真相，我們只好搬出福爾摩斯的名言：「不被人注意的事物，非但不是什麼阻礙，反倒是一種線索。解決這類問題時，要運用推理的方法，一層層往回推。」

首先，我們可以掌握的第一層線索是：

" 髂徑束的緊繃會造成髕骨向外移動，而易形成髕骨外翻。"

第一層線索要告訴我們什麼呢？也就是說，當髂徑束肌縮短緊繃時會拉動髕骨向外移動，以致髕骨的排列不正常，故與跑者膝的成因有關。緊接著，第二層線索是：

> " 臀大肌的附著終點，連結於股骨上的臀肌粗隆與**髂徑束**。"

第二層線索非常重要，它表示臀大肌與髂徑束是「連結融合」在一起的，一旦臀大肌失衡，勢必影響髂徑束，間接導致髕骨的滑動軌跡異常，故與跑者膝的成因有關。再來，我們可以掌握的第三層線索是髂徑束與下肢關節的相對關係：

> " 下肢休息位置▪：髖前曲 30 度、膝彎曲 25 度。"

第三層線索想告訴我們什麼呢？在了解它想透露的訊息之前，讓我先簡單解釋一下「休息位置 (resting position)」，即當人靜止或不從事活動時所假定的人體姿勢，既稱休息位置，也代表關節在這個位置受到壓力最小，擁有相對輕鬆的空間。換句話說，休息位置可讓組織處在放鬆的狀態，既不拉張也不緊縮。

有了這個觀念後，我們回過頭來看：當你探端正坐姿，此時髖關節前曲 90 度、膝彎曲 90 度，大幅偏離了下肢關節的休息位置，不只產生關節壓力，也造成髂徑束緊縮變短，故與跑者膝的成因有關。

最後，我們可以掌握的第四層線索是髂徑束的肌肉動力學：

> " 膝彎曲 0-30 度之間，髂徑束可使小腿前伸。
> 膝彎曲大於 30 度後，髂徑束可使小腿後彎。"

▪註：下肢的休息位置接近身體的中立位置，可視爲下肢的中立姿或自然姿。

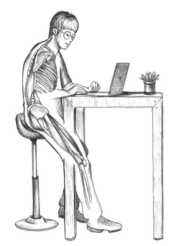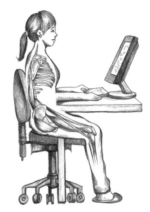

遠離休息位置將造成組織失衡 ▪，請問上圖哪個坐姿比較理想呢？

　　第四層線索要告訴我們什麼呢？在此之前，同樣再讓我解釋一下髂徑束的肌動學：當膝彎曲 0-30 度時，此時髂徑束位在股骨外髁前方 (lateral condyle of the femur)，是有助於膝前伸；反之，當膝彎曲大於 30 度後，髂徑束位在股骨外髁後方，改換成有助於膝彎曲。換言之，髂徑束的張力平衡點落在膝彎曲 30 度左右 (接近膝關節休息位置)，所以只要膝關節角度偏離 30 度 (膝彎曲) 的位置，髂徑束將處於張力失衡，且偏離的角度越大，影響越甚。從而可知，即使我們採端正坐姿 (膝彎曲 90 度)，仍會造成髂徑束緊繃，故與跑者膝的成因有關。

▪ 註：當身體遠離自然位置時，即使是「端正坐姿」也會造成組織失衡。其中，髂腰肌與髂徑束會收縮變短；豎棘肌與臀肌會拉張變長。

總合這四層線索，可知久坐與跑者膝的關係如下：

1. 髂脛束與跑者膝的成因有關。
2. 坐姿讓臀大肌受到壓迫，間接影響髂脛束。
3. 坐姿讓下肢遠離關節休息位置，造成髂脛束緊縮變短。
4. 坐姿讓髂脛束遠離張力平衡點，造成髂脛束張力失衡。

因此，光是坐的本身，就會造成髂脛束的負擔，即使坐姿端正，也難逃此劫。當然，姿態越不良，產生的影響一定越大。反過來問，如果反覆「坐坐站站」會比較好嗎？雖然「變換姿態動作」是好的，只是若過度頻繁，髂脛束就容易在膝彎曲與伸直之間，反覆摩擦股骨外髁而造成發炎，這就是典型跑者膝的成因，所以太多不行，太少也不好，身體的使用，如同做人，應不偏不倚，以免過猶不及。

現象思考 **坐姿時，為什麼我們會想「抖腳」？**

老一輩常說：「男抖窮，女抖…（消音）。」當然，這沒有什麼道理，只是一種警惕，目的是希望年輕人不要養成不雅的動作。回過頭來想，為何我們會想抖腳呢？如果想知道原因，你只要坐著不動一段時間，便可知曉。坐姿時，我們會將重量壓在臀部，進而阻礙循環代謝。此時，我們會藉由挪動屁股、擺動雙腿或抖腳來紓解局部壓力，減少循環受阻。只是一旦養成習慣後，我們就會不自覺抖腳，形成無意識肢體動作。

補充資料 14：地表上最容易肩膀脫位的動物

我們知道人類為了雙足奔跑演化出活動度極大的肩關節，尤其是肩外展與後伸，然而要造就如此的肩膀，除了肩帶的演化外，也包含骨性結構與軟組織特徵。以下讓我們進一步來了解它們是如何幫助肩膀增進活動度與其相對帶來的影響：

■ 骨性結構

如果想了解肩關節的結構特徵，你只要組裝模型玩具就可略知一二。無論是人形或機器人，在組裝肩部時，最常遇到的問題就是肩部榫卯。榫卯太淺，模型手臂就容易掉下來；榫卯太深，模型手臂的活動就會受限，這就是活動度與穩定度之間的兩難。

人類的肩關節屬於淺榫卯，關節盂窩包覆肱骨頭的面積僅有1/3，獲得活動度的同時，也失去了穩定度。既然提及肩關節，這裡不得不說一下髖關節，因為它們彼此擁有相仿的活動維度，同樣是將四肢連結於軀幹（肩帶、腰帶）的關節，均屬杵臼關節（ball-and-socket joint），所以常被人相提並論。不同於肩關節，髖關節是屬於深榫卯，髖臼窩包覆股骨頭的面積達 2/3，故有良好穩定度，不過也限制了活動度。

■ 軟組織特徵

骨骨相連，不能單靠結構嵌合，還要有鄰近組織的抓附，使之牢固。包覆關節的組織，如果越多且緊密，關節就越能穩固。

這裡我們要特別來看棘上肌、棘下肌、小圓肌與肩胛下肌，這四條肌肉是肩關節重要的穩定肌，醫學上稱爲旋轉肌 (Rotator cuff)，是穩固肩關節的深層肌肉群，故有人將之視爲肩關節的核心肌。此處我們要再補充一條穩定肩關節的肌肉，也就是二頭肌 (長頭)，它與旋轉肌的關係，宛若生命共同體，雖然彼此功能不同，但同作爲肩關節的穩定肌，如果其中一方先受傷或功能不良時，另一方也會遭受池魚之殃，可說是禍福相依，生命共同體。

　　俗話說：人比人，氣死人。所幸，現在要比的不是人而是關節。現在我們要再將髖關節再次請出來「比」，髖關節的穩定肌群，分別有股方肌、上孖肌、下孖肌、閉孔內肌、閉孔外肌、梨狀肌，俗稱髖的六條深層肌 (deep six hip muscles)，後續研究又將臀小肌與髂腰肌列入髖關節的穩定肌群，讓髖關節的穩定肌高達 8 條，多於肩關節的 5 條，故使髖關節更加穩定。[74]

　　上述就是肩關節活動大的因素，從中可以了解到肩、髖關節在演化發展上的差異，這也是爲何我們常聽到肩膀脫臼，卻少有耳聞髖關節脫臼的原因。不過，人類的肩關節雖然不穩定，但也非全部面向的不穩定，而是集中於前向，怎麼會這樣呢？

　　原因在於肩關節盂窩的前緣淺、後緣深，加上肩關節的穩定肌大多位於肱骨的後方，以致肩關節前方保護不足。雪上加霜的是，肩帶結構使然，肩後伸的角度大幅增加，變相讓肱骨頭容易被推擠向前。前方戰線已告急，後方內勤又再亂，可謂「內外交

迫」，這就是肩關節前向不穩定的原因，甚至有高達 97% 的脫位是發生在前向。你可以嘗試以下動作來體驗肩關節的穩定度：

1.同時做出肩關節「外轉、後伸、外展」，感受看看。
2.同時做出肩關節「內轉、前伸、內收」，感受看看。

一般來說，執行肩關節的「外轉、後伸、外展」動作時，會挑戰肩關節的前向穩定度，相較容易讓我們感到不穩、不適，甚至有不安感；對比下，執行肩關節「內轉、前伸、內收」時，我們可以感到扎實安穩。試想，擒拿術中的關節技偏向哪個呢？

舉個生活例子：我們在執行對側取物時，動作通常比較穩定；反之，若執行後伸取物時則較不穩，且物品越重、伸取的距離越遠，感受就會越明顯。

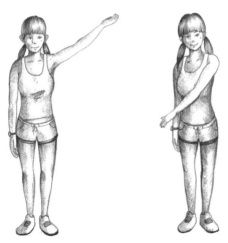

肩部組織結構的特徵，讓不同的動作有不同的穩定度與心理感受。

補充資料 15：地表上最容易肩膀痠痛的動物

　　肩痛是人體第二常見的肌肉骨骼疼痛，其中有 30% 的肩痛屬於持續性疼痛，55% 為復發性疼痛。為何我們特別容易肩膀痠痛呢？在此之前，我們必須有個認知，那就是骨架、肌肉、筋膜…等組織，從不是各自獨立，而是緊密相扣，互相影響。因此，探討肩痛就必須從肩帶結構、骨性結構、軟組織特徵再次談起…

■ 肩帶結構

　　人類的肩帶活動，分別有上提 (elevation)、下沉 (depression)、外伸 (protraction、abduction)、內收 (retraction、addition)、上旋 (upward rotation) 與下旋 (downward rotation)，以下我們來逐一檢視：

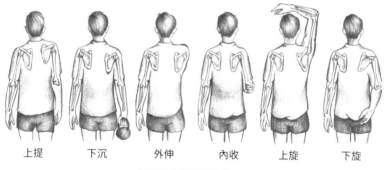

| 上提 | 下沉 | 外伸 | 內收 | 上旋 | 下旋 |

肩帶的六個活動動作。

1.肩帶上提

　　即肩胛骨向上移動，這個動作可幫助肩臂外展或上抬，不過當肩胛骨長時間受限於上提時，便會形成聳肩。其中，常造成肩帶上提的不良姿態，像是坐姿或趴姿時，以手肘

撐靠。尤須注意的是，上提聳肩會改變肩頸組織的長度、張力而影響頭頸、肩臂的活動，甚至限縮胸廓空間而影響呼吸能力。你可以嘗試以下的動作：

a. 上提聳肩時，執行低頭動作，感受頭頸活動度。

b. 上提聳肩時，大範圍活動肩臂，感受肩關節活動度。

c. 上提聳肩時，用力深吸，感受吸氣量的多寡。

正常來說，上提聳肩時，我們會更容易做出低頭，且肩關節的活動度會變差，同時吸氣量會大幅減少，萬一長期如此，不只帶來惱人的肩膀痠痛，也會導致胸悶、缺氧性頭暈…等肺功能問題。

2.肩帶下沉

即肩胛骨向下移動，其姿態呈現垂肩，這個動作可幫助肩臂執行向下拉伸。肩帶下沉時會牽拉肩頸組織，進而限制下巴前伸或低頭，故有助於姿態矯正，同時也是平衡肩帶上提的伸展運動。額外一提，中國武術重在健體養身，其中「沉肩墜肘」是學習拳架的過程，也體現了武術與養生之間的關係。前人意會的道理，同樣適用於今。

3.肩帶外伸（外展）

即肩胛骨向外側移動，這個動作可幫助肩臂向前伸出。當肩胛骨長時間受限在外伸時，便會形成「圓肩」，進而帶來惱人的肩部病症，甚至造成呼吸輔助肌群的緊縮而導致胸口悶痛。其中，常造成肩帶外伸的不良姿態，像是手臂長時間前伸的操作工具，或是側睡時的肩部扭扯。

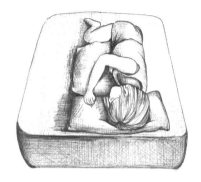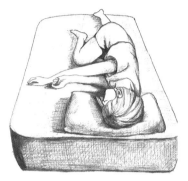

側睡時，軀幹過度翻轉容易讓肩帶僵置於外伸。[1]

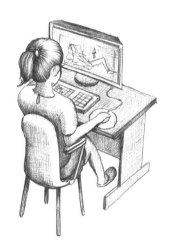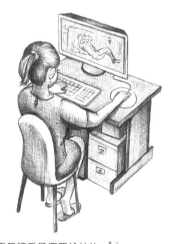

使用電腦時，手臂過度伸前容易讓肩帶僵置於外伸。[2]

註1：側躺時，可使用抱枕來協助支撐，避免軀幹產生過多的翻轉；再者，雙腿交疊，可減少腰部與骨盆的旋轉。 註2：使用電腦時，桌面底下宜清空，一來允許雙腿有空間向前輕鬆放置，二來可使軀幹靠近桌面以減少肩帶外伸的幅度。再者，使用鍵盤與滑鼠的雙手應等距放置。若一手前一手後，則容易讓身體產生旋轉。

額外一提，圓肩常跟駝背一同產生。你可嘗試以下動作：

　　a. 雙手盡量向前伸，感受看看。

　　b. 雙手盡量向後伸，感受看看。

正常來說，雙臂向前伸時會伴隨肩帶外伸，這時胸背就容易做出拱背姿；反之，雙臂向後伸時，胸背則較直挺。我們再來嘗試一組動作：

　　a. 拱背姿時，將手臂上抬、貼平耳際，感受看看。

　　b. 直挺姿時，將手臂上抬、貼平耳際，感受看看。

拱背姿時，肩關節活動受到限制，以致我們的手臂不易貼近耳朵；反之，當背脊直挺時，手臂就能輕易貼近耳朵。從這裡我們可理解肩胛骨與胸椎之間的關係，當肩胛骨與胸椎在正確的位置時，組織的受限少，肩關節就有好的功能表現；反之，則會阻礙肩關節的功能，甚至加重關節負擔。如此的關係，讓肩痛與駝背緊密相連，這也是爲何臨床中多數的肩痛患者常有駝背的情形，比如：駝背的年長者容易有五十肩、駝背的年輕人容易有肌腱炎。

4.肩帶內收

即肩胛骨向內移動，其姿態呈現夾肩，這個動作可幫助肩臂執行向後拉伸。肩帶內收時會牽拉胸廓組織，可避免圓肩，有助於矯正駝背，也可作爲平衡肩帶外伸的伸展運動。額外一提，坊間常見的美背肩帶、駝背矯正帶…等產品，其設計原理就是以被動方式來讓肩帶內收。

5.肩帶上旋

即肩胛骨呈現向外、上轉動，這個動作可幫助肩臂外展或上抬。其中肩胛骨的轉動與肱骨的活動，存在特定的節奏比例，我們稱之肩胛肱骨律 (Scapulohumeral Rhythm)，一旦肩胛骨的轉動時機、幅度或速度發生錯誤或不和諧時，便會衍生出肩部病症中，最爲人熟知的就是「肩夾擠症候群」。日常生活中，容易造成肩帶上旋功能障礙的不良姿態，像是臥姿時將手臂擺置於額頭或後枕處。

6.肩帶下旋

即肩胛骨向內、下轉動，這個動作可幫助肩臂內收與後伸，在日常的動作表現，比如：女性向後扣胸衣、男性向後掏皮夾。肩帶下旋可作爲平衡肩帶上旋的伸展運動，只是執行這組動作要格外小心，若在動作過程出現不適感或活動受限時，請務必諮詢相關專業。

■ 骨性結構

肩部是一個活動高而穩定差的關節，衍生出的病症就是脫位與半脫位，這裡我們要特別來談的是半脫位，指的是關節部分脫位或不完全脫位，或者說骨骨之間沒有穩定嵌合，但又不到完全分離的程度。相比關節脫位時的劇痛，其實半脫位的關節大多不會產生疼痛，其感受多半是鬆垮不穩或空虛不安。倘若長期如此，便會因異常的關節軌跡，讓軟骨受到碰撞或使軟組織 (肌肉、神經、血管) 受到扭扯，進而導致關節炎、肌腱炎或神經損傷等問題。

正常情況下，肩關節不至於輕易發生半脫位，不過萬一肩部因外力撞擊而破壞結構穩定，比如：車禍或跌倒；或是因過度使用而使組織鬆弛，比如：投擲類運動；還是因神經損傷而導致肌張力不足，比如：中風或腦傷，以上這些情形都會大幅增加半脫位的發生率，甚至導致關節脫位。額外一提，肩關節半脫位容易發生在某特定運動者身上，而這些運動共有的特徵是頻繁反覆的「開放式動力鏈」，像是投球、羽球、高爾夫…等，尤其拳擊手的肩部半脫位，更是普遍存在。如果你所從事的運動正屬此類的話，請務必加強肩部的穩定肌。

■ 軟組織特徵

我們肩膀的穩定肌，除了數量少之外，其形態單薄細長，剛度小（易形變），如此特徵造就肩臂有極佳的柔軟度與延展性，有時神奇到可做為一個主題來表演，像是折手舞。不過這也帶來了臨床相當常見的病症，像是旋轉肌肌腱炎與二頭肌肌腱炎。Chris Littlewood 與 Matthew Varacallo 等人的相關研究發現，旋轉肌肌腱炎的發生率約在 0.3%-5.5% 之間，而二頭肌（長頭）肌腱炎則在 5% 左右。其中，Neviaser 學者指出旋轉肌肌腱炎與二頭肌肌腱炎，在嚴重度與發生率方面緊密相關，也就是說，其中一方出狀況，也會導致或增加另一方出現問題。[75,76]

造成肩部肌腱炎的原因眾多，難以一言蔽之，但多數與活動量或力學方式有關。以下我們從另一個角度來了解動作功能與肌肉負擔之間的關係：

1. 情境一：當我們的右手要拿取左上方的物品時，你會⋯
   a. 直接伸出右臂到左上方來拿取物品。
   b. 先將身體轉向左側，再抬高手臂來取物品。
2. 情境二：當我們的右手要拿取右後方的物品時，你會⋯
   a. 直接後伸右臂到右後方來拿取物品。
   b. 先將身體轉向後方，再伸出手臂拿取物品。

這兩個情境中，動作 a. 與 b. 看似達到相同的結果，但動作模式卻迥然有異。你比較傾向哪種動作模式呢？動作 a. 屬於複合性或組合式動作。動作乾淨俐落、快而有效率，也更偏向直覺，是我們平時會採取的動作模式。但這種動作模式容易讓力量（拉張力）集中於局部而增加特定肌肉的負擔，比如：「情境一」中的棘上肌、「情境二」中的二頭肌，都會有比較多的肌肉負擔。

動作 b. 是將一連串的動作分解成單一動作或讓其他部位參與，然後再逐一執行並完成任務。這樣的模式像極了機器人，速度慢且沒效率，並非我們日常會採取的動作模式。不過這類模式可以讓力量分散到身體其他部位，減少特定肌群的負擔。額外一提，此模式常見於「學習技能的初學者」或「身體受傷的復健者」，他們會透過分解動作來建構技能或降低身體負擔。

兩相比較，組合式動作，雖具效率且偏向直覺，但對身體的負擔較大；反之，若我們將複雜的動作予以分解或讓身體其他部位共同參與，便可減少負擔，比如：執行揮棒時，若你讓腰部（旋轉）參與其中，不只可減少肩臂負擔，也能增進功能表現。

補充資料 16：丞相，起風了…

　　每個時代都有獨於它的淚水，自然也吹起它專屬的風。如今大量訊息的環境，所吹的風，當屬網風，也就是「帶風向」。

　　帶風向並非什麼新鮮事，只是時代不同，管道有異罷了。話說，《三國演義》是我所讀的第一本小說，印象中最不能理解的是，爲什麼一個簡單的反間或離間計就可以讓主帥把麾下大將給斬了，比如：周瑜夜戲蔣幹，曹操怒斬蔡瑁；或是讓堅固的結盟輕易瓦解，比如：許褚裸衣鬥馬超，曹操抹書間韓遂。即使像曹操這樣不可一世的梟雄，設局他人，也遭人設局，難以想像吧！我們來看看《三十六計》怎麼解釋反間計：

> " 疑中之疑。比之自內，不自失也。
>
> 　間者，使敵自相疑忌也；
>
> 　反間者，因敵之間而間之也。"

　　簡單的說，就是讓對手獲得假情報，以利我方計策。光只是假情報，通常不足以讓人隨便相信，此時還要額外鋪陳，像是苦肉計、美人計…等威脅利誘來使效果加倍。這裡我們再提出兩個只要是人類，就容易上鉤的妙方，那就是權威效應、從眾效應。

　　什麼是權威效應呢？簡單的說，我們會因某人是專家、權威、輩份…等，而不假思索、失去判斷，完全相信他的說法，比如：電影《投名狀》的經典台詞「大哥是對的！」

從眾效應又是什麼呢？意即我們容易受到多數人一致思想或行動的影響，而降低自我辨思、求證的能力，故而盲目跟從大眾的思想或行為，像是「三人成虎」。現在我們將上述這兩個效果疊加起，看看會發生什麼事呢？

　　我說：「明天是特別的一天，太陽會從西邊出來。」

　　你一定心想：想唬我啊！當我三歲小孩啊！

　　隨後，一位天文權威發表說：明天的太陽會從西邊出來。

　　此時，你可能半信半疑了…

　　當發表的專家、權威越來越多，媒體也跟著爭相報導時…

　　說不定你就採信了！

　　為何我們容易受到影響，難道大腦沒有想像中精明嗎？神經學科學家 Matthew D. Lieberman 在《社交天性》書中描述到：人一天當中，有八成的時間都花在處理社交關係，而且人類「自我」的形成，也多數來自於他人對自己的看法，因為我們是群聚動物。人類學家 Robin Dunbar 的考據研究，群聚性動物必須藉由社交關係，才有辦法共同生活在一個群體，而這樣的社交關係，不只出現在靈長類動物，我們同樣可以在狼群、獅群、象群中觀察到。只是相比於牠們，人類融入的群體規模更大，故而演化出更活躍的社交關係。所以，社交能力並非後天發展，而是先天演化。

社交關係有如一把雙面刃，讓人類天生害怕被排斥，一切都是爲了融入群體。研究顯示，如果遭到強烈的排斥或被人討厭，所產生的心理創傷，宛若身體受傷而令人痛苦。沒有人會自找罪受，害怕被討厭的天性使多數人傾向跟隨從衆、討好他人，同時也怕與人不同，以致人類在團體中容易受群體意識的影響。

這類現象在現代化環境中變得更加嚴重，由於網路的盛行，讓社群媒體氾濫起來，迫使現代人必須加倍處理社交關係。根據 Robin Dunbar 的新皮質比率 (neocortex ratio) 推算，人類大腦可以負荷的關係人數約 150 人左右。這個人數，說多不多，說少不少，大概是 18 世紀一個村莊的人數。相較過往，現今你只要一連上網，就可輕易接觸上百千人。社交天性使然，當要面對更複雜的人際時，我們會比過去更容易降低辨思、減少求證、不敢發聲、附和他人…等。

有人認爲現在的小孩子很幸福，因爲物質環境、設備設施…等完善，讓他們有很好的成長環境。但就我來看，他們其實很辛苦，因爲他們所接觸的環境不利於身體與大腦。在臨床中，我遇過國中、小學生，因 FB 的好友數太少被嘲笑或跟不上遊戲話題而被排擠，甚至還有被迫參與嚴肅議題 (政治、同婚) 而憂鬱。

話說，我小時候要面對的人際關係，頂多也就只有親戚長輩、老師同學、街坊鄰居…等，算一算都沒有超過 100 位。**單純就是好**，文明科技讓人的生活變簡單，卻讓人的關係不單純了…

補充資料 17：不斷加速的時間！

好快喔！又到了週末夜！

好快喔！已經是月中了！

好快喔！接著要跨年了！

你是否也曾有如此感受，甚至有越來越快的傾向。這是我們的錯覺，還是時間真的變快了呢？關於時間是否變快，Geoffrey West 在其著作《規模的規律和秘密》中提到一些看法：

> "…當一個城市的人口規模變大，就會同時產生更多的人均社會互動，…同時，它也導致另一個意義重大的現代生活特色，就是生活步調不斷加速。…時間加速，是現代都市生活中不可分割的一部分。因為都市化產生的社經互動的複合效果，不可避免地導致時間縮短。"

舉兩個生活例子：當我們到超市購物時，如果每次結帳都必須大排長龍，雖浪費時間在等待，但被迫等待的同時，我們對時間的感受會變多，此時步調是相對緩慢的；反之，如果超市的結帳系統相當優良而使我們不需等待，這時我們對時間的感受會變少，而步調卻相對加快了。回想看看，你是否曾因排隊而不耐煩，即使只是比平常多等幾分鐘而已？

再者，從台北往返高雄，搭乘客運約 5-6 小時，搭乘火車約 4.5-5.5 小時，漫長的交通時間讓我們對時間感受較多，此時步調是相對緩慢的；不過高鐵出現後，交通時間大幅縮短成 1.5 小時，

這時我們對時間的感受會變少，但步調卻相對加快。回想一下，你是否傾向花更多錢來減少交通時間，即使你一點也不趕時間？

上述例子要說明的是，當群體規模變大時，因互助而更具效率或是因科技文明而更便捷，這些都會加快我們的生活步調，讓我們對時間的感受變少，而有時間越過越快之感，同時這也是為何都市人搬到鄉村時，總會覺得自己好像在養老；反之，鄉村人初到都市時，則會感到戰戰兢兢不自在。試想，旅遊度假時，你比較喜歡前往大城市，還是海島鄉村呢？

時間是上帝給予我們最公平的產物，或許最終的長短是不同的，但過程中的時間肯定是一樣的。雖然過程的時間是一樣，但每個人對時間的感受卻又不同，正如愛因斯坦的比喻：

> " 一個男人與美女對坐一小時，會覺得似乎只過
> 了一分鐘；但如果讓他坐在熱火爐上一分鐘，
> 會覺得過了不只一小時。"

要求效率、速度並沒有錯，只是程度該在哪呢？我們需要這麼急迫、講究效率、要求速度嗎？ Geoffrey West 在文末提到：

> " 在加速到死的生活中，我們的問題不是無聊到
> 死，我們真正的挑戰是如何避免焦慮、精神崩
> 潰、心臟病發作與中風。"

補充資料 18：爲何現代人越來越無法抵抗誘惑？

　　有些人在洽談重要業務或合作時，總是喜歡透過吃飯聊天或到特定場所，這是爲何呢？影響力教父 Robert Cialdini 在《Pre-Suasion: A Revolutionary Way to Influence and Persuade》中描述：人類天生有互惠心理，我們會盡量以回報的方式來補償他人爲我們做的事（試吃會刺激買氣），我們會與能信任的人互相合作（事前打探他人的品性人格）或是藉由分享彼此訊息來搭建關係（聊八卦）…等。只有如此嗎？以下我們換從演化的觀點來思考：

　　遠古環境是極其險惡的，那時的古人類必須把注意力放在覺察周遭動靜，一旦有風吹草動，就必須立即做出反應。隨著文化環境的演變，現今的生活環境已是相當安全。理當我們不需再將注意力放在四周，但諷刺地，四周的五光十色反倒回過頭來「抓住」我們的注意力。雖然我們能夠辨識這些聲光訊息安全與否，但演化使然，我們無法拒絕被這些訊息吸引。

　　舉例來說：身旁有人在竊竊私語時，我們常會不自覺想知道他們在說什麼；或是有些人喜歡在做事時，開電視聽廣播，他們通常不認爲自己會被影音內容給影響，不過事實恰巧相反。研究顯示，當人聽到、看到食物廣告時，有高比例會採取行動並購買該食物。這也是爲何廣告費用總是一串嚇死人的數字，因爲人類其實很容易受到外在訊息的影響，這是生存天性且難以抹滅。

　　非但如此，一旦我們接觸的訊息過量，我們會不自覺忽略

「不在意」的訊息，而將注意力放在「在意」的部分，比如：欣賞一幅畫時，你不會觀看每個細節，只會觀看你在意的部分。此時突然間要求你 1 分鐘看完 100 幅畫，結果可就大不同了，因為你不只無法知曉每幅畫的細節，甚至連看過哪些畫作都不記得。換言之，當訊息超出大腦負荷時，我們容易傾向忽略訊息，同時更會降低注意力，一旦注意力嚴重不足，我們就會失去思辨能力。這也是為何行銷術，總喜歡把簡單變複雜、簡短變冗長，甚至將合約或條例設計的繁瑣…等。請記住！這一切都是為了削弱你的注意力，降低你對訊息的思辨能力。

回過頭來看，為何吃飯聊天比較容易談成事呢？除了互惠、分享訊息外，腦神經專家認為還有一項重要的原因，那就是食物的本身，同時具有視覺、味覺、嗅覺、觸覺，甚至聽覺…等大量感覺訊息，故而容易降低大腦的思考。

話說，老一輩常說：「現代年輕人對誘惑的抵抗力很差，存不了錢。」我覺得這並非全是年輕人的問題，還包含這個訊息世代的錯，因為現今傳媒行銷的手段高招，管道多元，任誰也抵擋不住！但，真的抵擋不住嗎？Robert Cialdini 在文末談到：**只要行銷手段能夠被識破，消費者就不會輕易買單。**

因此，身處訊息氾濫的世代，我們要努力保有自主選擇權，千萬別輕易被設計與操控。此刻，你可以做的第一步就是**減少3C 的使用**或訊息的瀏覽。

補充資料 19：伸展的建議

伸展能爲身體帶來諸多好處，不過我們該怎麼選擇伸展方式呢？強度與時間又該如何斟酌呢？以下提出三個建議供你參考：

■ 伸展部位

全身性伸展固然優於局部伸展，不過也較爲冗長，有時甚至會干擾到運動計畫。倘若時間有限的話，我們該怎麼辦呢？這時，我們可以根據自身的狀況來重點加強，其重點如下：

1. 工作特性

每種工作都有它的辛苦之處，也產生只屬於它的負擔，這正是我們要伸展的重點區域。以坐姿工作者來說，下肢、腰腹、胸背、肩頸等區域就是伸展重點。

2. 運動類型

每項運動會運用到的身體部位不盡相同，這些會在運動中頻繁使用到的特別部位，正是我們要伸展的重點區域。以揮擊運動來說，手臂、肩背、腰臀等區域就是伸展重點。

3. 身體弱點

每個人身上多少有些舊傷，可能完全恢復，也可能尚未痊癒，這些舊傷常是身體的弱點所在，正是我們要伸展的重點區域。以跑者來說，曾經受傷的患側腳就是伸展重點。

■ 伸展類型

伸展通常可分為搭配動作拉伸的動態類型，或是擺位延伸的靜態類型，它們之間的差異在哪呢？

1. 動態伸展

動態伸展可以快速提高身體溫度、肌肉張力與神經活性，有助於加速延展組織或增強運動表現能力，所以動態伸展很適合於運動前來執行。

2. 靜態伸展

靜態伸展有更好的組織延展效果，有利於深部組織的放鬆，同時也是更安全的伸展方式，所以靜態伸展很適合於運動後或平日來執行。

■ 伸展劑量

伸展，如同運動，「質量多寡」會影響效果好壞，少則無效，多易受傷，因此我們必須將一些因素納入考量，除了溫溼度、個人體質…等之外，影響效果的主要變因，分別如下：

1. 伸展次數

不管動態或靜態，次數太少，可能效果不彰；次數過量則易疲勞或損傷。執行次數並沒有一定的標準，合理的次數範圍大約是動態伸展一組動作可執行 8-10 次，靜態伸展一組動作可執行 10-15 次，再視個人狀況來調整。

2.伸展時間

同樣，時間太短，可能效果不彰；時間太長則易疲勞或損傷。動態伸展的總時間可設計爲 10-15 分鐘，靜態伸展可執行 10-15 組，每組牽拉可停留約 15-30 秒，再視個人狀況來調整。

3.伸展強度

以動態伸展來說，「頻率、速度」是決定強度的變因，當速度越快或頻率越高，動態伸展的強度就越高；以靜態伸展來說，「拉伸幅度、停留時間」是決定強度的變因，當拉伸越多，停留時間越長，靜態伸展的強度就越高。無論動、靜態伸展，執行時，應先採低強度，之後再漸進提高。

整合上述建議，伸展的大體原則：運動前適合進行動態伸展，運動後適合進行靜態伸展。無論動態或靜態伸展，伸展的強度均應循序漸進。

話說，曾有一則國外的 Youtube 影片，片中的主講人在推廣「運動前不要拉筋」，他主觀認爲運動前拉筋容易受傷，並用生動的比喻來強調肌肉組織如同橡膠，當身體還沒熱起來就予以牽拉，就會拉傷肌肉。聽起來似乎很有道理，這段影片瘋傳一陣子，從中影響一些人聽從建議，結果導致不少人發生運動傷害。這類影片未來只會更多，如果不懂得判斷而盲目聽從，下一個受害者應該很快就會出現。現在的你，已具備伸展的相關知識，與此同時，也擁有判斷眞假的能力，所以他錯在哪？交由你來思考！

補充資料 20：非得運動的三大理由

適宜的運動可以強化心肺耐力、提升循環能力、維持肌肉量，甚至連現代人的血糖問題都可以透過運動來穩定與改善[77]。好處還不只如此，以下我們再提出為何要運動的三個理由：

1. **血壓控制**

   高血壓是全球疾病負擔 (global burden of disease) 之首，也是心血管疾病、腦中風、糖尿病⋯等慢性病的危險因子，血壓控制儼然成為現代人的一道課題。控制血壓，除了要從生活型態、飲食方式著手外，也要建立良好的運動習慣。運動是如何幫助血壓控制呢？研究顯示，運動可提高交感神經的耐受度並抑制其活性，當交感神經的活性受到抑制時，可以降低血管收縮力，使血壓下降，還有助血管重塑，讓血管年輕化，降低血管阻塞的風險。[78,79,80,81]

2. **血脂控制**

   高血脂症是現代人熟悉不過的文明病，指的是血液中脂肪含量過高，包含膽固醇 (Cholesterol)、三酸甘油脂 (Triglyceride)，所衍生出的臨床病症就是駭人聽聞的血管硬化、斑塊破裂。這裡我們必須先來認識膽固醇，一般可分為高密度膽固醇 HDL（好的膽固醇）與低密度膽固醇 LDL（不好的膽固醇）。其中，HDL 對人體有諸多好處，像是清除血管壁中不好的膽固醇以保持血管的暢通，或是具有抗發炎效果以維持血管健康。因此，控制血脂的最高境界在於減

少 LDL、三酸甘油脂的含量，並增加 HDL 的含量。

控制血脂，首重在飲食，但近年不少研究發現運動有助於改善血脂。其中，Halbert JA 等人針對 1833 位高血脂患者進行 31 次試驗中發現，有氧運動可微量減少 LDL、三酸甘油脂的含量，並提升 HDL；Kodama S 等人分析 1966-2005 年間的資料庫發現，每週消耗 900 大卡的運動能量或每週 120 分鐘的運動，即可增加 HDL；Kelley GA 等人在心血管的研究中發現，有氧運動可使 HDL 增加 9%，並讓三酸甘油脂降低 11%。值得一提的是，相較於一般人，運動對高危險族群的改善幅度更加顯著。[82,83,84]

再者，Kraus WE 等人針對 111 位久坐、過重的男女（輕度、中度血脂異常）進行分組測試中發現，決定 HDL 是否增加，關鍵在於運動時間而非運動強度，換言之，我們不需要以高強度運動來把自己操的很累，只要運動量足夠即可。尤須注意的是，Slentz CA 等人針對 240 位久坐、過重的受試者進行研究發現，一旦受試者停止運動後，LDL 便會隨時間逐漸增加，不過只要他們再次回到運動行列，就可再獲改善。[85,86]

3.維持機能

過了 30 歲，身體的機能將隨時間而逐漸下滑，但我們只能無奈接受嗎？ Roy M. Wallack 與 Bill Katovsky 在《BIKE FOR LIFE：How to Ride to 100》中提及：

"…佛羅里達大學運動科學中心主任麥可波洛克博

　　士在 1987 年做一項重大研究，對象為各種運動項

　　目的 24 名冠軍，當時他們已年屆 40 歲。這項研

　　究發現，在 10 年間有做激烈訓練的人，最大攝氧

　　量幾乎沒有下降（僅差了約 1.7%）；而運動強度較少的

　　人，最大攝氧量則下降了約 12.5%…"

其他的研究也顯示，運動員如果一直有維持訓練，其最大
攝氧量每年僅下滑 0.05%，而非 1%，所以運動可以維持
身體機能，但不能只是從事耐力運動，也要包含有強度的
肌力訓練。Roy M. Wallack 在文中給予的建議是每周 2 次、
45 分鐘的重量訓練。

　　近年來流行一句話「年齡只是數字」，讓身體年齡與實際年齡
被區分開來，像是足球明星 Cristiano Ronaldo，在 33 歲時的體檢
報告顯示他的身體年齡約在 20 歲左右，所以運動絕對是延緩老
化的一把神兵。

補充資料 21：壓力與疼痛的關係

話說，在我過往的經歷中，曾有過當下難以承受的打擊。巨大壓力帶給我的不只是心理上沉重負擔，還有身體上莫名的疼痛。那是我有生以來，第一次因為心理壓力而感受到身體疼痛。你有過相似的經驗嗎？這是我們的錯覺，還是其來有自呢？以下讓我們來解析壓力與疼痛之間的生理機制：

■ 前額葉皮質

研究顯示，前額葉能調控專注力、計畫、決策、想法、判斷以及提取記憶等，是最高認知能力的控制中心。不僅如此，它還可以抑制大腦的原始區域（海馬迴、杏仁核）以控制情緒衝動。簡單的說，前額葉皮質讓我們有別於一般動物，可使我們保有理性、克制慾望並進行合作。

■ 杏仁核

屬於原始腦區，具有調節生理活動、產生情緒、行為、長期記憶⋯等功能。其中，杏仁核在情緒與記憶連結方面特別顯著，尤其是連結恐懼記憶，正如一朝被蛇咬，十年怕草繩。有趣的是，杏仁核擁有判斷物體對象並產生情緒的能力，比如：看見獵物、看見敵人、看見愛人⋯等，「見獵心喜」正是杏仁核的功能表現。

萬一某一天，有個人出現在你眼前，這時你莫名開始心跳加速、呼吸急促、手掌冒汗、肌肉收縮⋯等，除了表示杏仁核正在

發揮作用，也代表你眼前的人，可能是「摯愛」或「仇人」。到底我們偏向愛恨分明，還是由愛生恨呢？

■ 皮質醇

又稱壓力賀爾蒙，可以提高血壓、血糖 並提升免疫抑制作用。適量的皮質醇，可幫助糖、脂肪分解並產生能量，同時具有止痛之效，有助身體面對挑戰；反之，一旦分泌過量，除了影響自律神經的調節外，還與水腫、肥胖、老化…等有關。

現在我們將上述三者整合起來，看看身體會發生什麼事？

1.壓力會削弱前額葉皮質的功能

將使情緒衝動的控制權轉為由原始腦區 (杏仁核) 支配，結果就是喚醒恐懼、創傷…等負面記憶。

2.壓力會促進皮質醇分泌

大量的皮質醇會強化杏仁核，增強負面記憶的頻率、強度與長度。

3.杏仁核會讓身體與過去負面記憶、經驗產生連結

過度活躍的杏仁核會使我們出現情緒衝動、異常行為 (有人龜縮、有人大吼大叫)…等反應，甚至與過去創傷經驗結合，從中產生出疼痛現象。

也就是說，巨大壓力不只使我們失去理性思維，還增強我們原始腦區，進而連結過去負面的記憶經驗，使我們產生出情緒衝

動、異常行為，甚至疼痛現象。只是每個人出現的情緒衝動、異常行為或疼痛類型都不同，這得看他們過往的經歷或創傷記憶。

你一定聽過「恐懼是想像出來的」，但疼痛何嘗不是呢？這是一種生物的自我保護本能，一切都是為了避免再次創傷。到底我們是屬於越挫越勇，還是越挫越縮呢？**沒有人可以毫無創傷過一生**，不過請放心！人腦的可塑性很高，我們可藉由後天經驗、訓練調適或諮商治療，讓某些長期深層的創傷記憶，隨風散去…

現象思考 **經驗連結與事件誤解**

「現在請想回一下，你是有否過看錯字、會意錯的經驗呢？有多尬尷呢？」

等等！你有察覺到問題？這個句子有四個地方「反了」，分別是：想回、有否、意錯、尬尷。

如果你沒發現錯誤，還能整串讀完並知曉文意，這全拜你優秀的大腦所賜。不管是缺字、反字或錯字，多數無礙於閱讀，因為大腦會自動補字、排序或訂正。但前提是，你必須要先有成熟的閱讀或與語言經驗，如此才能連結補正。不過此功能，有時也會造成我們不少麻煩：比如：過去曾經的不良經驗，容易連結此刻事件，進而產生誤解，也就是「腦補」或「心理劇場」。因此，當你有突來的異常情緒時，此時，別貿然被情緒帶著走，正所謂：急事緩做，三思而後行。

補充資料 22：你不說，我怎麼會知道…

每當我在街道上聽到有人吵架時，其對話不外乎就是…

「你當我神啊！」

「我不是算命的！」

「我又不是你肚子裡的蛔蟲！」

無論如何，最後一定要補上一句「你不說，我怎麼會知道…」話是沒錯，但…說了就能清楚明白嗎？就算擁有相同的經歷與體驗，我們也永遠不可能知道對方真正的感受，更何況要以最容易造成誤會的「言語」來傳達。同樣地，臨床上最容易產生誤解的源頭也是言語，也就是醫病關係中的問診與主訴。其中，問診問得好，不只可切中核心要點，免去不必要的資訊，有利於雙方訊息的交換；主訴，顧名思義就是病人對自我感覺、感受、病情的敘述，不過這部分就是臨床中最容易產生誤解的地方，因為患者並沒有受過主訴的專業訓練，要患者如實描述身體細微的感受是困難的。比如：「麻」感的描述就有很多種，麻木厚鈍的麻，像是隔一層衣物的感受；麻辣針刺的麻，像是我們壓著手臂太久的感受；放電流竄的麻，如輻射般擴散，像是電療時的感受。

萬一患者無法清楚描述症狀，加上治療者又欠缺耐心經驗予以引導，這時就容易出現無效治療或誤診；反之，治療者若能正確引導患者，患者也能如實表達感受，兩相合作就能確切解決問題。試問，身處「速食年代」，彼此雙方是不是要更有耐心呢？

記事雜談 1：花樣不少的「睡姿」！

正常來說，我們平均的睡眠時間約為 6-8 個小時，占人一天約 1/3 的時間，而睡姿也如同坐姿，每個人都有他所獨鍾的睡眠姿勢，雖然睡姿花樣眾多，但不外乎是平躺、側躺與趴睡。正常來說，我們不會只用一種姿勢睡到天亮，而是會在諸多姿態中不斷轉換[1]，這是因為長時間固定在同一姿態，容易因局部壓力而造成循環不良，輕則痠痛不適，重則導致褥瘡。這也是為何行動不便者，需要有協助者「定時」幫助他們翻身的原因。

有趣的是，在我們睡著後，身體雖然會自己變換姿態，但卻又存在高比例的「傾向睡姿」。據 Chris Idzikowski 的研究顯示，「類似側躺」的方式睡眠者占整體 61%，其次是平躺。[2] 如果想了解你的傾向睡姿，最精確的方法就是以攝影機拍攝自己整晚的睡姿，接著再逐一分析。如果覺得麻煩，有個可供參考的方法，就是觀察自己「入眠前」或「起床前」的睡姿。一般來說，你喜歡採取的入眠睡姿，多屬於身體相對舒適的姿勢，所以睡著後也會有高比例呈現此睡姿。

正如本書一直所提的，姿勢的好壞會影響身體的組織結構，那麼我們是否有最好或標準的睡姿呢？以下，我們就上述三種睡姿，簡單說明並予以分析：

註 1：我們一晚的翻身次數平均約 20-30 次。翻身次數過多，代表睡眠品質不良；翻身次數太少，容易導致身體痠痛，比如：腰痛。 註 2：Chris Idzikowski《sleep expert. Sleep Assessment and Advisory Service (SAAS)》

1. 平躺

好處是身體相對處於中立姿，而且與床面有最大的接觸面積，所以身體的重量能夠被均勻分配，減少局部壓迫；壞處是咽喉部肌肉放鬆時，「舌根後墜」或「會厭軟骨塌陷」，兩者都容易造成呼吸道狹窄（打呼的原因），以致呼吸阻力變大或進氣不足，嚴重則導致睡眠呼吸中止症。對喜歡平躺睡的人來說，選擇寢具時，床墊不宜太軟（要能支撐軀幹），枕頭不宜太高（避免頸部前屈）。

2. 側躺

好處是可降低喉部壓迫，讓呼吸順暢並減少打呼情形，同時蜷縮姿會讓人感到安全（防禦姿態）或安心（胎兒姿勢）；壞處是身體容易偏離中立姿，進而造成肩膀壓迫、腰椎旋轉、髖骨後旋…等問題。對喜歡側躺睡的人來說，選擇寢具時，床墊應偏軟（減輕肩部壓力），枕頭要稍高（避免頸部側傾），並輔以「抱枕」協助肩部支撐，避免軀幹扭轉。

額外一提，到底側躺哪一邊比較好呢？多數人認為側睡左邊會壓迫心臟，故而傾向側右邊，不過這樣反而會壓迫更多的肺葉（左二片、右三片），所以各有優缺。

3. 趴姿

好處是有最大的接觸面積（如平躺），同時具有安全感（如側躺），也可減少喉道壓迫；壞處是會大幅度偏離身體中立姿，容易造成頸部扭轉、腰椎旋轉、髖骨外翻、髖骨後旋…等諸多問題。三者相比，趴睡是比較不理想的睡姿。

無論睡姿為何，睡著後我們也無法控制自己的姿勢。話雖如此，我們仍可嘗試了解自己的傾向睡姿，進而選擇合適的寢具，以降低睡姿的干擾或負面影響。額外一提，研究顯示，由於古代環境安危之故，古人類的睡眠時間通常是被切割的，他們很少連續睡眠超過 3-4 個小時，雖然睡不安穩，但也從中換得一些好處，比如：可以避免長時間固定姿態或身體壓迫

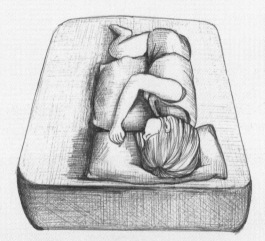

抱枕，可支撐肩部並避免脊椎過度扭轉。

記事雜談 2：能「坐」就不要站？你怎麼看⋯

坊間曾流行過一段話，內容是：能坐就不要站，能躺就不要坐。究竟這段話是對的，還是錯的？

我想，這得端看你是站在什麼立場或角度，如果你是站在「節能」的立場，躺著是最節能，站著是最耗能；不過若是站在「健康」的角度，你將得到完全相反的答案。這些生活常見的姿態動作是如何影響身體健康呢？以下，我們就「行、立、坐、躺」方面，簡單說明並予以探討：

1.行走

行走是這之中最耗能的項目，不過「耗能」的另一層意義，也代表肌肉正被充分使用，除了有助維持基本效能外，還能因「肌肉幫浦」效益，推動末梢血液，促進循環代謝。

2.站立

看似靜止不動的站立，仍需藉助「姿勢肌群」來維持姿態，並保持軀幹的平穩。雖然站立不比行走耗能，不過長時間下來，卻會帶來比行走更顯著的疲累感，原因在於靜止站立無法有效啟動肌肉幫浦，有礙循環代謝。以日常經驗來感受：「逛街走一整天」與「站著不動一整天」，哪個累呢？

3.坐姿

坐姿可讓全身 70-80% 的重量得到支撐，而且姿勢肌群無須費勁保持平穩，故相較上述兩者，坐姿較為輕鬆節能。

只不過坐姿並無助於循環代謝，同時也會大幅偏離身體中立姿，以致組織結構容易失衡，這也是為何久坐容易產生疲勞或痠痛的原因。

4.躺姿

躺姿是所有姿態動作中最輕鬆節能的，甚至「躺的好」還能維持身體中立姿，避免組織結構失衡。只是長時間的躺姿，容易導致肌肉效能低落、骨骼密度不足、心肺功能下降、體液分布不均…等諸多負面的影響。

就身體感受而言，「坐、躺」輕鬆舒適於「站、走」；但以健康角度來看，「站、走」一定優於「坐、躺」。不幸地，我們容易被身體感覺帶著走，故而傾向沒事躺著或坐著，正如 Lieberman 教授所說：**我們常誤以為舒適就是幸福。**

同樣來看古人類，他們又是如何呢？根據考古推論，古人類在一天當中，有很多的時間是採取「坐、躺」，這是因為在食物獲取不易的古代，平時沒事就要盡量保存能量，避免無謂的消耗，以便用在打獵或逃命。不過當時並沒有舒適的椅子或床鋪，自然「坐不久」也「躺不久」，以致他們只能不斷變換姿勢來紓解不適，所以不會像現代人這樣長時間待在椅上或床上。

總結上述，如果我們是生長在極為貧困的時代，或許本書該給你的建議是：盡量靜待，節省能量。幸運地，我們身處在相當富裕的世代，雖然貧困差距仍大，但多數人早已免於飢寒，故而

本書要給你的建議是：盡量保持活動與運動，適時變換姿勢，避免久坐。所以，道理從來沒有絕對的，只能跟著「變通」！

■ 延伸思考：你想要站著，還是坐著工作呢？

蘋果公司執行長庫克 (Timothy Donald Cook) 表示：「久坐，是一種現代人的新型癌 (sitting is the new cancer, 2015)。」所以，庫克於 2018 宣布，Apple Park 的工作員工全部配備站立式升降辦公桌。親愛的讀者，你怎麼看？

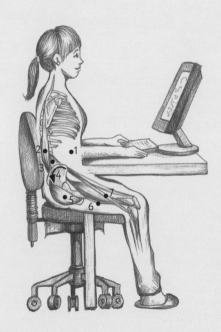

即使坐姿端正，也可能產生
的影響如下：
1. 腹部肌群緊縮。
2. 豎棘肌拉張。
3. 髂腰肌緊縮。
4. 骨盆後旋。
5. 臀肌拉張、壓迫。
6. 梨狀肌、膕旁肌群壓迫。
7. 髂脛束緊縮。

記事雜談 3：容易「屁股痛」的現代人

　　據統計，坐姿占人一天 8 小時，甚至更多，尤其當我們從農工業時代進入到資訊時代後，多數的工作都與「坐」有關，此轉變帶來一個有趣的臨床現象，就是「疼痛板塊」的移動。在農工業時代，多數痠痛是發生在腰背、膝蓋、肩臂…等，但在資訊時代後，痠痛位置改換成頭部、肩頸、手掌，還有他們的「臀部」，以致「屁股痛」成為現代人常有的現象。為何久坐容易屁股痛呢？本書前文已有詳盡的解釋，以下我們再針對一些細節，予以說明：

1.重量壓迫

　　坐姿時，臀部是承載重量的主要區域，當臀部長時間受到重量壓迫時，除了肌肉 & 筋膜外，也會導致血流量下降、神經壓力提高，進而影響循環代謝或組織張力，故而導致痠痛。額外一提，有些人坐椅子時，只坐椅面的 1/2 或 1/3，以致臀腿與椅面的接觸面積縮小，如此產生更大的局部壓力，加劇臀部負擔。可以的話，椅面應「坐滿」。

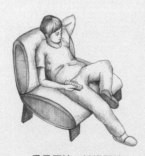 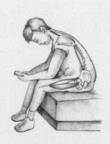 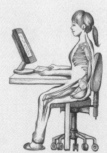

重量壓迫＋組織緊縮　　　重量壓迫＋組織拉張　　　　重量壓迫

2.組織拉張

當我們採取「軀幹前傾」或「大腿屈曲」的坐姿時，臀部組織將受到拉張而使張力提高，這時再加上重量壓迫的雙重影響，便會加劇痠痛產生。可以的話，軀幹應「坐正」。

3.組織緊縮

當我們採取「斜躺」或「髖部外展」的坐姿時，將造成臀部組織緊縮變短，故而導致張力異常，加上重量的影響，同樣加劇痠痛產生。可以的話，臀腿應「擺好」。

如果你也是必須久坐的現代人，不管有沒有屁股痛，都應隨時「坐正、擺好、坐滿」。藉此延伸，我們來思考生活中一個有趣的現象，那就是坐姿時屁股不時會在椅上「挪來挪去」、身體不時會「前傾後靠」或雙腳不時會「晃盪抖動」，尤其久坐時，這樣的小動作將變得更頻繁，這是為何呢？其實這樣的現象就跟我們睡眠時會「翻身」是一樣的道理，是身體為了紓解局部壓力的一種行為動作。倘若沒有這樣的小動作會變得如何呢？來吧！又到了體驗身體的時刻，請你嘗試以下兩組動作：

1.找個輕鬆舒適的姿勢，安穩坐著，靜止不動。
2.同上，請至少維持 2 個小時以上。

正常來說，一開始我們並不會有什麼感覺，但隨著時間慢慢經過，身體就會開始出現不適感，如果時間待得更久，身體不只會出現痠脹緊繃，甚至還會有腳麻、臀部麻…等感受，所以在正常的情況下，我們的身體會透過這些小動作來紓解局部壓力。

既有正常，那就一定有不正常！不正常的情形，容易發生在過度專注、沉迷、忘我的時刻，以致我們容易忽略身體感受而長時間靜置不動，比如：專注於工作，沉迷於追劇，忘我於電玩。回想一下，你是否曾有過渾然忘我，以致沒了飢渴感、不適感，甚至可以長時間不如廁呢？

　　這裡分享一位案例：范先生，是軟體開發人員，當他靈感來時，可以在電腦桌前 3-5 小時不離座，即使他有腰痛、肩頸痛的困擾，但只要能忘我投入，這些痠痛便會消失。如此情形，讓他有個詭譎的現象，就是假日在家時比較容易出現痠痛，上班工作反而不易有痠痛。值得注意的是，范先生並非罕見或特殊案例，類似的情形，層出不窮，甚至造成憾事發生，比如：2012 年的一則報導，一位 20 多歲的年輕男子，在網咖熬夜連打 23 小時的電玩後，猝死離世。

　　忘我投入，固然是好事。只是有時過了頭，便會讓我們忽略身體感受，進而影響身體機能。長尻川 (或作長尻瘡，台語詞)，意旨一坐下去就忘了要起來。如果你也是長尻川的話，或許可以考慮借助鬧鐘，「設定時間」提醒自己起來活動！

記事雜談 4：NG 坐姿！未被看見的細節。

　　某特定不良姿態容易跟著坐姿一同出現，一旦久坐，這些伴隨來的不良姿態也會對身體造成影響。以下，我們將一些與坐姿有關的不良姿態，稍作整理並予以說明：

1.手肘撐靠

不少人喜歡將手肘撐靠在桌面或扶手，但長時間的撐靠，將間接造成肩帶上提、肩頸組織緊縮，此與肩頸痠痛、膏肓痛的發生有關。

2.膝關節過度彎曲

還記得嗎？我們曾提過：膝關節的休息位置約在 25 度。當膝彎曲遠離休息位置時，便會造成組織失衡，且彎曲的角度越大，失衡就更顯著，此與下肢肌腱炎的發生有關。不止於此，還記得我們曾提過：髕骨能增長施力臂，但負面影響就是作用力衍生出的合力會增加髕骨對「股骨髁間溝」的壓迫，尤其膝彎曲在 90 度以上，壓迫力將隨角度的增加而加大，此與膝關節炎的發生有關。

3.腳掌內翻

有些人在坐姿時，喜歡將腿外展，然後腳掌跨於另一腳掌上，因而呈現腳掌內翻。如此姿態，將間接增加跟腱、足底筋膜的負擔，此與跟腱炎、足底筋膜炎的發生有關。

4.髖骨內、外張

有些人在坐姿時，喜歡將雙腿外開或內收，或是「一腿外

開、一腿內收」，如此姿態將改變髖骨的位置，進而破壞組織結構的平衡。其中，外開的腿，容易造成髖骨外張，是導致臀肌痛的原因；內收的腿，容易造成髖骨內張，是導致髂徑束症候群的原因；倘若一側外張、一側內張，將造成骨盆翻轉，進而影響腰椎，是導致腰痛的常見原因。

5. 肩帶外伸

有些人在坐姿工作時，因操作鍵盤或滑鼠之故，容易將肩臂前伸，間接形成肩帶外伸，此與肩部病症、膏肓痛的發生有關。額外一提，如果一手前伸、一手後縮，將使軀幹發生旋轉，比如：多數人喜歡將右手前伸、左手後縮，以致軀幹左轉、右側彎。

6. 腳掌蹠屈

除了膝關節彎曲外，有些人在坐姿時，喜歡將腳掌貼於(勾住)椅腳，因而呈現腳掌蹠屈，如此將使跟腱緊縮，此與跟腱炎的發生有關。

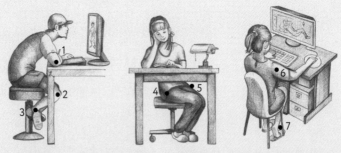

1. 手肘撐靠。2. 膝蓋節過度彎曲。3. 腳掌內翻。4. 髖骨內張。5. 髖骨外張。
6. 肩帶外伸。7. 腳掌蹠屈。

記事雜談 5：愼選身後的靠山！

說到辦公室必備小物，我們怎麼能遺忘背墊（背靠、靠墊、腰靠、腰墊）呢？尤其在容易「久坐」的現今，椅子上綁個背墊，都快成爲一種時尚潮流了！不過這也衍生出一些問題，就是我們該怎麼選擇一個好背墊？

一個理想的背墊，除了要有好的支撐力，協助你維持姿態，也要能順應貼合你的身形（背部曲線），免除不必要的壓迫力；倘若背墊不理想，有時非但無法協助你維持身形，甚至還會產生額外的壓迫力，造成身體負擔。遺憾地，背墊屬於「制式化」的產品，並非「客製化」爲你打造的，因此要找到專屬於你的背墊，實在不容易，所以我們務必親臨現場，實際使用並用心感受，此外還有三個原則，可供參考：

1.形變程度

一般背墊多採矽膠或泡棉材質，藉其形變來貼合身形。然而，形變能力，如同雙面刃，形變大者，缺乏支撐力；形變小者，容易產生局部壓力。選擇時，請務必感受軀幹是否得到適宜的支撐，同時覺察背部是否有多餘的壓力。

2.接觸面積

接觸面積越大，壓力越能均勻分配。以此來看背墊的設計，一般分爲支撐下背（腰臀）、支撐後背（肩胛骨下緣至腰臀）或是局部支撐（圓筒狀），所以理想上應選擇能夠支撐整個後背的背墊，也就是從肩胛骨下緣延伸到腰臀區域。

3.支撐方向與位置

背墊通常會被設計成圓弧形或波浪狀，故有凹凸之別。其中，「凸面」的大小與位置，會影響支撐力的多寡與方向。一個理想的支撐力，可以讓身體得到「撐、托」；反之，不理想則會造成身體被「頂、壓」。所以選擇時，可以仔細去感受支撐力的位置，一般應在肩胛骨下緣，且方向是朝向「前上方」，如此才能使身體獲得良好的支撐。

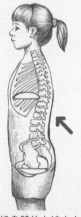 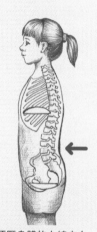

撐托身體的力線方向　　　　　　　頂壓身體的力線方向

須留心的是，多數人在坐椅子時容易「只坐部分椅面」或是「軀幹前傾拱背」，以致軀幹遠離椅背，如此就算擁有一個好背墊，也難以發揮果效；再者，使用背墊時，也要考慮椅子的狀況，有些椅子曲面凹凸、椅背部分裸空、椅背太軟…等，都會影響背墊的效果。因此，我們不能只是專注於背墊本身，還得考量椅子。

但不管椅子多舒服，背靠多適合，你一定要意識到，「坐」並非人體理想的中立位置，所以「久」坐對身體一定不好！

額外一提，有些腰背痛者在平躺時，喜歡在腰部的彎拱空間中，墊上一條毛巾 ※，予以軀幹支撐，並減輕腰部症狀。同樣地，墊毛巾時，太薄無法發揮支撐效果，太厚則會產生頂壓感，所以應配合床面的形變程度，適度調整毛巾的厚度，讓腰部獲得適宜的支撐力。

■ 延伸思考：如果活在沒有椅子的世界？

椅子的誕生，究竟是好還是不好？我不知道答案為何，但可以確定的是，椅子的誕生，一定會讓人不知不覺「久坐」。脊椎外科醫師 Hall 在其著作《背痛》一書中提到，他認識一位專門打造客製化坐椅的專家，這位專家在打造椅子時，會因應每個人的脊椎曲線，量身訂製合適於他們身形的坐椅，讓人可以輕鬆舒適坐在椅上一整天。只不過換個角度看，太過舒適容易讓我們久坐，不只影響循環代謝，也會造成組織失衡，將來肯定會衍生出更多的病症。話說，這位專家打造的椅子，一張要價台幣十萬元以上，你想來一張嗎？

※ 註：正常來說，當我們平躺在地時，腰部與地面會「輕微貼合」或有「些微空間」。但對於胸椎後凸、腰椎前凸、骨盆前傾者來說，這個彎拱空間較大，甚至讓腰部離開地面。因此，若床面形變能力不足的話，可於腰椎的彎拱處墊條毛巾，降低腰部的壓力。但長遠來看，仍應妥善處理形態問題，才是根本之道。

記事雜談 6：大夥兒，幹活囉！

在欣賞日本的電影或動漫作品時，你是否曾留意過裡頭的角色，尤其是武士，當他們準備要開始「幹活」或「幹架」時，常常會以白緞帶纏綁兩側的肩膀，繞過身體背部，形成一個「X」或是「∞」的樣貌。這是儀式上的舉動呢？還是有特別的意義呢？回答問題前，讓我們來了解一個現代常見的輔具，也就是「8字肩帶」。若你是初次聽到這個名稱，你可能依稀知道它的樣貌，但不清楚它的實際功用，按坊間的稱法，就是美背肩帶、駝背矯正帶或美姿帶，可見它的功用就是用來幫助身體矯正駝背。

8字肩帶是如何用來矯正駝背呢？它的設計正是利用「肩帶內收」來讓背脊頂正，以減少駝背形貌。因此，不管這類產品被製造得多麼花俏，其設計原理都離不開這個概念。不止於矯正駝背，8字肩帶還能穩定肩胛骨位置，避免肩帶過度外伸，進而降低組織負擔。想像一下，當棒球的右打者揮棒甩出右臂時，右側肩胛骨是不是會被帶向外伸呢？這時，若有輔具的幫助，便可穩定肩膀，減少外伸幅度，降低組織扭扯。這樣聽起來，8字肩帶好像挺不錯。可以一直穿著嗎？理想歸理想，實際上是不建議一直穿著，這裡給你兩個理由：

1. 被動式矯正，無法活化肌肉，長期穿著，不利於肌肉發展。
2. 矯正類輔具，有一定的緊度，長期穿著，有礙血液循環。

若你有在使用類似的輔具，也要留意穿戴時間，避免長時間、連續的使用。

記事雜談 7：枕頭大戰

「很久很久以前，在一個非常遙遠的星系…」

喔不！就發生在不久的眼前，這是一場的「枕頭大戰」！

案例 A，年約 55 歲的婦人，是公司的負責人。有長年的睡眠障礙，屬於入眠難類型，也就是要「煎魚翻身」一段時間，才有辦法進入睡眠。她表示：我願意花一切代價，買一顆能讓我好入眠的枕頭。其創舉是：只要朋友群中有人介紹或推薦的枕頭，不多問，一律帶一顆回家。截至目前為止，號稱家中已有將近百顆枕頭，但就是找不到那一顆屬於自己的天菜。

案例 B，年約 40 歲的女性，是位主管，睡眠問題不算嚴重，但就是難以「一覺到天亮」，往往只睡 2-3 個小時就會醒來，此後難再入睡，屬於淺眠類型。她表示：屬於我的那顆枕頭，一定會出現！其創舉是：在銷售人員強力推薦下，買下了一顆 2 萬元以上的枕頭。原以為「出現了！」的那顆枕頭，卻只是曇花一現。

論數量，比精實。不幸地，這一場枕頭大戰，沒人是贏家。不管是什麼枕頭，都只能稍微改善，但卻無法根治問題。雖然人的睡眠品質與基因的關聯性極大，但就上述個案們的描述，她們在兒時或過去，不曾有過嚴重的睡眠障礙，所以我們可先排除先天體質。那麼為何案例 A 與 B 經過這麼多顆枕頭的洗禮，還是無法解決睡眠障礙呢？真的是她們沒挑到一個對的枕頭嗎？

案例 A，經評估檢測後，我們發現她有嚴重的駝背、圓肩等不良姿態，這些不良姿態，雖不是造成睡眠障礙的主因，但卻會影響睡眠的舒適性。其中，駝背在平躺時，容易造成背部的不適；圓肩在側躺時，容易加劇肩膀周圍的壓力。這些不適感、局部壓力會讓人不斷想以翻動身軀來紓解，進而干擾睡眠品質。這也是為何有些人需要不斷「喬」姿勢才能入眠的原因，意味著身體正在找尋「相對舒適（壓力少）」的位置。只是當組織嚴重失衡時，相對舒適的位置就不易找到，即使好的寢具可幫助分散壓力，但根本的問題並沒有解決。額外一提，這類型的人通常會因症狀的輕重而影響「入眠速度」，比如：症狀輕者，可能要花上 30-50 分鐘；症狀重者，可能耗上 1-2 小時才能入眠。

那麼案例 B 呢？不同於上例，她並沒有嚴重的姿態結構問題，反倒因長時間工作的疲勞，加上緊張的情緒壓力，造成組織異常緊繃，尤其是她的頭顱組織。這裡我們稍微談一下頭顱：頭顱外層，除了頭皮與毛髮外，其實還密布許多看不見的肌肉與筋膜，這些組織會幫助我們執行微小的特定動作（有些人頭皮會動的原因）或掌管養分供輸，一旦這些組織張力嚴重異常時，將導致我們偏頭痛、頭重，甚至頭暈，這也是為何我們在「頭皮按摩」後會感到舒爽的原因。如果你想感受這些頭顱組織的張力，你可以用「指腹」按壓頭顱的各個位置，你會發現某特定區域，按壓起來會特別有痠脹感，那處就是組織張力異常的區域。回頭來看睡眠，在平躺或側躺時，帶有重量的頭顱會持續壓迫這些緊繃的頭顱組織，長時間下，便會加劇頭部不適感，進而干擾睡眠品質，這也

是有些人喜歡趴睡的原因。額外一提，這類型的人通常會因症狀的輕重而影響「睡眠時間」，比如：症狀輕者，能夠睡 4-5 小時；症狀重者，可能睡不到 2 小時就醒來。

睡眠障礙是現代人的課題，茲事體大，難以一言蔽之。上述個案，我們僅聚焦於肌肉、筋膜與骨架，雖然無法含括全部睡眠障礙的原因，不過也藉此拉大廣度，讓你從另一個視角看待問題的可能性。如果你也有睡眠的困擾，或許可以嘗試從不同的面向，找尋問題的潛在原因。

■ 延伸思考：要枕頭才能睡？

話說，我小時候，吹冷氣是相當豪奢的事，夏天來了，太熱睡不著，怎麼辦？睡地板成了當時的唯一解，我們隨便拿條毛巾墊著，就這樣睡過一個又一個的夏天與數不盡的午後…你是否也有過「席地而睡」的經驗呢？不可否認，一個好的枕頭可給予頭部合理的支撐（尤其在側睡時）與壓力分配，但一定要有好枕頭才能睡嗎？理論上，就算我們沒有一顆好枕頭，也要能好好入眠才是。試想，最初的遠古枕頭，大概就是石塊、樹根或是將草葉捆成束或鋪成堆，爾後才有竹枕、木枕、絲枕，甚至瓷枕的出現，不管是哪一種古老枕頭，光想就覺得不舒服，更何況是要睡整晚，但這樣的古老枕頭也陪伴人類上千年啊！因此，一旦我們開始需要尋覓更舒適的寢具時，其實也代表身體有了變化，是我們要開始留心健康的時刻。

記事雜談 8：一定是⋯

一位嗓門大卻又十分客氣的婦人，致電詢問，想了解我們是否能處理她的疑難雜症⋯

我好奇地詢問：「您的疑難雜症是⋯」

這位婦人含蓄地問：「你們可以處理子宮嗎？」

子宮！？她是不是弄錯了⋯正當我想請她去看婦產科時⋯

急躁的婦人接續地說：「我感覺到我的子宮『掉下來』，醫院什麼科別都看過，各種檢查也都做過，雖然沒有查出來什麼，但我就覺得是子宮！你們可以幫我『喬』回去嗎？」

天啊！「喬」回去？我差點放聲尖叫，所幸忍住了⋯

這裡先說明一下：子宮是否真的會掉下來？臨床確實有這樣的婦科病症，稱為「子宮下垂」，此病症容易壓迫膀胱，此與頻尿、失禁有關，這也是人類直立後，女性必須面對的潛在問題。

我疑惑著：她到底是如何覺察自己的子宮？

此時，不由得萌生兩種想法：其一，她是不是精神有狀況呢？(臨床不時會偶遇這類患者)；其二，她根本沒有子宮問題，只是她「誤以為」是子宮。

會面詳談後，我確定這位婦人只是一位過度緊張，或者說容

易「胡思亂想」的正常人，因此我們可以放心進行下一步…

我率先發問：「關於子宮，您有什麼實際的症狀感受？」

婦人指著她的鼠蹊部（人體腹部連接腿部交界處的凹溝），緊張地回答：「就是一種被重壓或悶脹的感覺，尤其當我站立的時間越久，這種壓迫悶脹就會更嚴重…」

「所以，症狀感受主要是重壓悶脹？」

婦人肯定地回應：「對！一定是子宮壓下來的…」

「以前曾被診斷跟子宮有關的婦科問題嗎？」

「沒有！」

既然如此，為何婦人這麼肯定一定是子宮呢？我帶著疑惑繼續追問：「症狀產生時，您會怎麼做呢？吃藥、熱敷、躺著休息，還是只能忍耐呢？」（病症的誘發或緩解模式，通常與治療方向有關。）

婦人用著好像發現偏方似的神情，熱情地跟我分享：「有！有！當子宮掉下時，我只要趕緊蹲著或坐著，狀況就會慢慢好轉，應該是我把子宮頂回去了…」

看來姿態動作會影響症狀表現，敏銳度好的治療者，應該看出一點端倪。整理一下頭緒，我再次詢問：「那麼平躺呢？」

「平躺不怎麼舒服。如果要平躺，雙腿一定要彎曲才行…」

「平躺時的不舒服，跟子宮掉下的壓迫感一樣嗎？」

「不知道，反正就是不舒服…」

截至目前所得的資訊，可以確定症狀的出現與「姿態動作」有關，以緊縮、壓迫悶脹爲主，且婦科檢查是沒有問題的。接下來，我們要更進一步釐清她的日常，我接續詢問：「您有在工作嗎？日常都在做什麼呢？」

「我長時間待在廚房，大都是坐著洗菜、切菜、洗碗…」

我臆測地問：「工作或家中的椅子，是不是都很低矮呢？」

婦人睜大雙眼：「你怎麼知道！矮椅就是比較舒服。就算在家中，我也不喜歡坐沙發，我寧可坐矮椅看電視或做事。」

由症狀徵象到發生模式，從日常習慣到工作特性，在蒐集完一系列的資訊後，便可讓我們聚焦問題，進行更精確的理學評估與測試。這位婦人在檢測後顯示，其症狀主要是內臟筋膜緊縮造成的，且她感受到「壓迫、緊繃」並非來自子宮，而是姿態變換時，內臟筋膜遭到牽拉所致。而她的內臟筋膜之所以嚴重緊縮，正與她長年、長時間的坐矮椅、彎腰屈身的工作特性有關。所幸，經完善的治療後，她就鮮少被這樣的症狀困擾了。

除此之外，這位案例還給了我們什麼樣的省思呢？

對患者來說，描述問題時，切記不要「先入爲主」，應詳細描

述徵象，而非斷然認定病症，如此才不至於讓治療者誤解。比如：這位婦人一開始就認定「一定是…」，便可能讓治療者產生誤解。同樣地，治療者也該有所警惕，一旦過度自信認為「患者的問題一定是…」，便可能聚焦於自身認定的點，進而限縮思考的面向。

自信與自傲，常是一線之隔。該怎麼在分寸之間，拿捏得宜？我想，或許有如 Steve Jobs 所說的：「…stay foolish」。如此一來，我們才能虛心學習、接納新知。

現象思考 自己當醫生 vs 對號入座

還記得嗎？我們多次提到人類的大腦傾向於連結事件，這本是一種生存本能，有助於我們判讀或歸納現象，比如：烏雲密佈時，將會下雨；公雞鳴啼時，就要天亮。

只是對現代人而言，這樣的能力有時容易形成「自以為…」的臆斷，比如：有人因為做了「某些動作」或吃了「某種偏方」，而使病症得到改善時，他們便會認為此動作或偏方是有效的，甚至廣為推薦給他人。然而，個體或病症之間，其實存在諸多差異，即使症狀一致，也不代表病因相同。因此，個人經驗是有侷限的，應謹慎看待，這也是科學珍貴的地方，要能經得起反覆驗證。

如今，網路讓言論得到全面性的外擴延伸，不只隨人任意發表，還任人廣泛傳播。身處此世代，我們除了要謹言慎行，也要努力學習正確的知識，避免人云亦云、對號入座。

記事雜談 9：閃光的代價！

李先生，年約 30 歲，是位電腦工作者，困擾他的問題並非疼痛，而是右肩臂的麻木無力，目測比較左右上臂，可明顯觀察到肌肉萎縮，予以肌力測試時，確實有肌力不足的情形。

一般來說，遇到這類問題，我們可能會猜想是否有神經壓迫的可能性。為確切了解問題，我們針對頸椎椎間盤與周邊神經，進行了一連串的理學測試後發現，患者並沒有椎間盤壓迫神經的反應，但卻有「臂神經叢」損傷的情形。

找到問題後，後續一切都好解決！只不過問題是從何而來呢？臂神經損傷，雖非罕見病症，但多數是發生在勞力工作者或運動員身上，怎麼會出現在電腦工作者呢？

在與李先生進行一番對談後，當下實在找不出問題是怎麼發生的？既非工作面，也非生活面，更不是意外造成的，正當我要將這一切歸向不明原因時…

只見他喃喃輕聲細語：「應該不會吧…」

這可是逃不過我的法「耳」，我問道：「什麼不會？說來聽聽啊！」

他有些苦惱地說：「該不會是我女朋友『帶賽(台灣話：帶來衰運)』？」

帶賽！？我是學科學的，不信這一套，好奇再問：「你怎麼會這麼想呢？」

「因為這個問題好像是發生在交往後，之前不曾有過…」

這可不得了！對治療者來說，這是一條重要的線索，正如福爾摩斯所說：「世間的一切，就像根鏈條；我們只需瞧見其中一環，就可知全體性質。」因此，我們循著「男女交往」這條線索，追根究柢，看能否窺見問題背後的整體樣貌。只是真相往往過於殘酷…喔不！是太過閃亮。以下，請斟酌閱讀或戴上太陽眼鏡…

話說，李先生與女友熱戀交往後，兩人無時不刻想膩在一起，過著只羨鴛鴦不羨仙的日子，相當美好。然而，他的女友總喜歡依偎在他的懷裡，並將頭部傾靠在他的胳臂上睡覺。這種青春甜蜜的滋味，過來人一定都懂！

魔鬼藏在細節裡，我好奇問道：「女友靠著你的手臂睡覺，時間會很久嗎？」

李先生靦腆無奈地表示：「會啊！但她就是喜歡這樣睡啊！我怕吵醒她，所以我會盡量忍耐，有時喝了酒或很累的時候，就這樣睡著了…」

我再問：「這樣的日子常有嗎？」

李先生臉紅地回答：「嗯…還滿常的…」

我接續地問：「你是不是經歷過手臂的僵硬痠緊，爾後才開始慢慢無力？」

「沒錯！之前右臂確實有過痠緊脹，我以為只是疲勞而已，但最近越來越無力，尤其是…當我抱不起女友時，我才驚覺事情不對了…」

哎呀！這可謂是甜蜜的負擔啊！兩人緊密依附在一起，「臂枕」而睡，讓 1/10-1/7 體重的頭顱，持續地壓迫手臂組織。此時，再加上酒精的麻痺，經過一整晚的「發酵」，便造成神經的壓迫性損傷。臨床上，這類問題特別容易出現在新婚夫婦或熱戀中的情侶，有人將之稱作「新婚症候群」或「週末夜症候群」。相愛依偎並沒有錯，只是要注意一下姿態動作或飲酒習慣。

李先生在了解一切的始末後，我想，這類的問題將不再困擾他，或至少…他不能再「牽拖（台語音）」女友！

現象思考 使人麻痺（醉）的酒精！

「刮骨療毒」是三國演義的經典橋段，凸顯了關雲長的氣慨非凡。但真的如此嗎？據傳，執行刮骨手術的華陀，當時已經發明了「麻醉藥（麻沸散）」，不過華陀只是傳說，是否真有其人，已不可考。所幸，當時普遍存在一種麻醉藥，也就是「酒精」。雖然飲酒令人興奮，但酒精濃度過高時，也會抑制中樞神經，使人感覺慢慢麻痺，以達到止痛之效。臨床中，不時有人因為酒醉跌倒而送急診，亦或是趴睡整晚而導致肌肉骨骼系統的傷害，比如：扭傷、落枕。所以，飲酒傷身，少碰微妙！

記事雜談 10：沒有永遠的敵人！？

　　肥胖，是現代人的大敵。以美國為例，今天的美國，每 5 人中就有一個胖子，每年有 30 萬人死於因肥胖引起的疾病，肥胖已成為困擾美國人健康的頭號難題；在台灣，肥胖的盛行率(102-105年的調查) 高達 45.5%，相當於每 10 人中有五個，如此情形雖然也發生在日本，但似乎沒有台灣來的高，以致如今的台灣有了「亞洲最胖國」或「東亞胖夫」的稱號。

　　提到肥胖，相信多數人一定會想到肌肉與脂肪的資源（能量）爭奪戰，我們吃進食物，經消化後產生能量，將視不同的狀況條件所需，進而發展肌肉或儲成脂肪。就體質來說，有些人比較容易發展肌肉，有些人則比較容易儲成脂肪；就年齡來說，發育期的青年比較容易發展肌肉，年齡漸長的長者比較容易儲成脂肪；就性別來說，男性比較容易發展肌肉，女性比較容易儲成脂肪。

　　就在此時，有個問題來了，那就是為何人類沒有演化適應成「只發展肌肉而不形成脂肪」的物種呢？如果我們可以只發展肌肉而不形成脂肪，是不是就不需要費勁控制體重，甚至還能免除肥胖帶來的疾病，進而成為更有優勢的物種，比如：袋鼠可以分泌大量的睪固酮，並大量發展肌肉，所以牠不需要辛苦重訓，也能成為動物界中的「健美先生」。

　　在思考上述問題前，我們先來想像一下：一位是瘦巴巴、皮包骨的人，另一位是胖嘟嘟、圓滾滾的人。以直覺觀感來說，誰

看起來可能是比較不健康的人呢？正常來說，瘦巴巴、皮包骨的人，比較容易與病懨懨、不健康「聯想」在一起；相比之下，圓滾滾的人，可能還健康一些。

其實脂肪並非壞東西，脂肪在人體內具有多樣性的功能角色，比如：保溫保暖、緩衝外力、合成激素…等，而且它還是一種高效率的能量儲存形式，比如：一公克的醣類與蛋白質僅能提供 4 大卡的熱量，但一公克的脂肪就能提供 9 大卡的熱量，所以有則笑話是：胖子與瘦子，困在山中，沒東西吃時，誰能撐的久？亦或是，過去老長輩常說的「破病本（台語音）」，指的就是身體要長點肉，才能熬過大病時的艱困時期。

反過來問，肌肉多，就一定好嗎？肌肉比例高，確實能為身體帶來諸多的好處，比如：提升運動能力、避免傷害、強化骨骼、增進循環、提高基礎代謝率…等。但相對來說，大量的肌肉會增加身體對能量的需求，這在食物獲取不易、不穩定的古代來說，可是相當麻煩的一件事。再者，肌肉在體溫恆定上，欠缺效率，它是需要透過活動、消耗能量，才能產生體熱，這也是為何冷颼颼的冬天，你會顫抖或更容易肚子餓的原因；相較下，脂肪可就有效率多了，脂肪有更低的熱傳導係數，可以有效隔絕外界，避免體熱外溢流失。比如：北極熊能夠在低溫環境生存，靠的就是皮下厚厚的脂肪層。只是脂肪若過多，就又變得不易散熱，故而造就一句我們常聽到的話：胖子怕熱。

遠古人類又如何呢？考據研究顯示，直立人（距今 70 萬年前），平均身高約 160 公分，平均體重約 60 公斤，換算 BMI 是 23.4(kg/m²)，落於平均範圍，看來並沒有瘦巴巴的；尼安德塔人，曾經是地表上最強壯的人種，身高約 1.50-1.75 米，體重約 64-82 公斤，換算 BMI 約在 26.7-28.4(kg/m²)，看來具備高級狩獵能力的民族，吃的比較好，平均身高與體重也都增加不少。

" 適宜就是道理！"

　　倘若脂肪是不好的東西，肌肉是非常好的產物，那麼經過千萬年的演化發展，「容易生成脂肪的人種」早該消失，只殘存「容易發展肌肉的人種」。不過，事實並非如此，人體對脂肪是有需求的，而脂肪對人體是有幫助的，因此我們不能以嫌棄的眼光來看待脂肪。倒是我們該反思：現代人是不是過的太好，吃的超過，同時又動的太少呢？如此才讓多餘的能量，只能以脂肪的形式儲存，故而導致肥胖。究竟誰讓這一切變了調呢？

■ 關古鑑今：除了音樂，莫札克還給了我們什麼啟示呢？

" 我把歡樂注進音樂，爲的是讓全世界感到歡樂。"

　　提及莫札克，大家不會忘記他在音樂上帶來的成就，即使經過二百多年，我們依然聽著他的音樂，所謂經典，是經得起時代考驗，且歷久彌新…只是莫札克的一生，並非歡樂，而是場悲劇。我們都知道莫札克夫婦因爲窮，無法買柴火取暖，爲了驅寒，兩

人只能相擁跳舞，舞至天明。如果沒有溫暖的火源、保暖的外衣，或者是厚厚的脂肪層？那麼就只能透過不斷舞動身體來保暖！

野外求生專家表示，受困山中的人，多數致命的原因，往往不是食物短缺或猛獸攻擊，而是失溫。萬一不幸受困山中，有經驗的登山者一定會優先尋找能夠減少體溫流失的場所，比如：擋風避雨的岩洞，或將乾燥的樹枝樹葉，填塞到衣服內或舖在地面，以減少體熱流失。但萬一沒得選擇，又該怎麼辦？此時，他們就只能不斷活動身體，讓身體熱起來，直至天明。因為人在不進食的情況下，視其體內水分多寡，可存活3天到3週不等，但萬一進入失溫狀況，最快可能在數小時內死亡。因此，不斷活動，雖然耗能，但卻是生存續命的唯一方法。

藉此延伸，若目的是在「瘦身」，環境溫度又該如何控制呢？來自日本一則有趣的研究報導，他們針對肥胖家庭的生活環境進行分析，發現多數的肥胖家庭，其生活空間窄小壅塞，且室內環境溫度偏高。有趣的是，只要整理環境、釋出空間並降低環境溫度，將有助於家庭成員控制體重。

原因很好理解，當環境溫度高時，比如夏天，人體為了避免產生過多的體熱，肌肉活動會趨緩，讓人變得慵懶而不想活動；相對地，如果環境溫度低，比如冬天，人體為了體溫恆定，身體會有較多的肌肉活動（發抖、顫動）。因此，有肥胖困擾者，或許可以嘗試從室內環境著手，像是整理室內空間，保持空氣流通，避免室內溫度過高，再加上飲食控制或保持運動，效果一定更好！

記事雜談 11：別惹我…誰是怒目金剛？

　　還記得我們曾提過的原始生存本能嗎？分別是靜止、戰鬥與逃跑。其中，在靜止方面，我們不會只是呆呆的不動，遇到危險時，由於腎上腺素分泌之故，「瞳孔會放大」好讓更多的光源進入眼睛，使我們可以看的比平常更深廣，甚至能發現細微之處，以便在最短的時間內找到方法，應對當前的緊急情況。如果想更深刻了解的話，你可以稍微嚇嚇朋友，看看他們被嚇著時的雙眼，是瞪大還是縮小呢？不止於此，動物在選擇靜止策略時，會將身體蜷縮起來（圓肩、聳肩、軀幹彎拱），目的在讓身體面積變小，減少被發現的可能性，同時還會「緊縮肌肉」，作為防禦之用（保護性收縮）。回想一下，當尷尬丟臉時，我們是不是會想把自己縮小藏起來呢？亦或是，當小孩被訓斥時，他們是不是會低頭縮身呢？

　　然而，這樣的生存本能，不只發揮在生命受到威脅下，還顯現於我們感到壓迫時，比如：衝業績的步調氛圍、人際互動的緊繃關係、主管責罵的情緒壓力、大量工作的沉重壓迫…等，雖然這並不會直接使我們失去性命，但卻會讓身體產生危機感，促使腎上腺素大量分泌，以致我們「瞳孔放大」且「肌肉緊縮」。短時間或許影響不大，但長期下來，將導致自律神經失調或慢性疲勞症候群，進而嚴重影響身體健康。

　　請留心觀察你生活周遭的親友或同事，看看他們是否容易不自主聳肩、圓肩或是瞳孔瞪大呢？

藉此延伸，你是否曾被提醒過「不要聳肩」呢？往往自己沒有察覺，而是必須透過他人，才能發現自己一直處在聳肩姿態。聳肩並非休息姿態，是一種容易導致痠痛的不良姿態。為何多數人還是容易不自覺聳肩呢？除了上述所提的保護性收縮外，以下我們再提出兩項可能原因：

1.本體感覺神經的記憶性

人的神經是具有可塑性與記憶性，這是適應環境的一種特質，比如：反覆操作就能駕輕就熟、頻繁使用就有順手習慣。如此特性，讓我們容易有傾向的姿態動作或特定的行為習慣，比如：當你頻繁翹右腳，就容易不自覺傾向翹右腳，如果突然要你翹左腳，你可能會覺得不自然。換言之，每個人獨鍾的姿態動作或行為習慣，會對本體感覺神經形塑特定的記憶，讓我們在不自覺的狀況下，出現無意識的姿態或動作。如此情形，你只要觀看一場德州撲克大戰，便可窺見精彩之處，究竟選手們的「小動作」是刻意的，還是無意的呢？對於長年習慣聳肩的人來說，聳肩是相當自然的姿態，倘若要他將肩膀垂放下來，反而會讓他感到不自在、不自然。若屬此類的人，請務必隨時留意日常的姿態動作，避免錯誤習慣的養成。話說，以前老長輩常說：「坐要有坐相，站要有站相。」回想起來，還頗有所感。

額外一提，關於神經的可塑性與記憶性，同樣會出現在痛覺方面。研究發現，身體發生損傷時，痛覺神經會被活化，當損傷長時間未被治癒，痛覺神經就容易形成記憶，一旦

記憶形成，就算損傷已被根治，患者也仍會感到疼痛。研究進一步發現，持續一年以上的疼痛，最容易形成記憶。所以，我們應積極面對疼痛，避免疼痛長期存在。

2. 代償姿態

代償是身體的一種調節適應機制，比如：肌肉疲勞、無力或痠痛時，我們就會不自覺改變動作角度或姿態位置，藉此讓疲勞的組織放鬆、執行功能動作或是避開疼痛點。理論上，代償應是「短暫、應急」的，因為長時間的代償是會破壞身體平衡。

回頭來看，現代人的生活或工作模式，容易讓肩頸組織僵緊不適，此時聳肩可以減輕肩頸組織受到拉張，進而獲得相對性的放鬆，故讓人感到輕鬆。然而，這並非真正的放鬆，只是身體為了「找尋舒適位置」或「避開痠痛位置」的代償姿態，如此惡性循環，長久下來，只會加劇組織失衡。若屬此類的人，請務必適時紓解緊繃僵硬的組織，當組織能得到真正的放鬆時，自然就不需要透過代償姿態來獲得短暫的舒適。

無論是本體感覺或代償姿態，我們一定要隨時留意自己的姿態動作，一旦養成無意識的行為習慣，人體的組織結構便會慢慢發生變化，最終則難以恢復。然而，我們不可能隨時把「注意力」放在身上，該怎麼辦呢？這裡給你一個建議：「定時」變換姿態，藉此調整姿勢或活動組織，便可避免姿態僵置。

記事雜談 12：不可爲也…沒救了？

　　剛到臨床工作時，當要以「閩南語」面對長者，我肯定就是人家口中那位「說話不輪轉（台語音，指語言表達不流利暢達）」的小夥子。印象深刻，當時一位長者正在尋求治療時…

　　我親切問道：「哪裡不舒服呢？」

　　長者：「尻脊骿痛」

　　我心想：嘿嘿！尻脊骿，這個考不倒我，就是後背嘛！

　　我再次問道：「尻脊骿很大片，大概在哪裡？」

　　長者：「在膏盲附近…」

　　這次我訝異了：什麼！膏盲是？

　　就在片刻停頓，這位長者似乎看出我的困惑，或許也懶得解釋，於是請我轉身背對他，然後他再以手指，邊指邊說道：「膏盲就是在這裡、這裡、還有這裡…」

　　他所指的地方大概都位在肩胛骨周圍，於此我才了解什麼是膏盲痛。語言的學習，果然就是要多去接觸與經驗。那次之後，膏盲已經是我在臨床中必備的台語詞彙。

　　說到膏盲痛（或膏芒痛），算是臨床極爲常見的痠痛徵象，一般指的是肩胛骨內側的痠痛，後來也泛指肩胛骨周圍的痠痛。不

過有趣的是，西方醫學中並沒有一個學術名詞稱作膏肓痛。但倒有一詞，是用來形容類似膏肓痛的不適感，我們稱作「shoulder blade pain」，shoulder blade 譯作肩胛骨，所以 shoulder blade pain 也就是肩胛骨痛。你看！是不是簡單明瞭又好意會呢？

話說回來，爲何肩胛骨周圍會被稱作膏肓呢？出自何處，又是從何而來？我們已經難以考究真正的出處，但一般認爲是出自於中醫穴位理論中的「膏肓穴」，此穴位在肩胛骨內側，第四胸椎棘突旁，約四指寬（或旁開三吋），這個位置恰巧也是痠痛的好發點。漸漸地，膏肓穴被多數人給淡忘，取而代之的是膏肓痛。

還有一說，源自於「病入膏肓」一詞，指的是病重至無法救治的地步，也比喻事態到了無可挽回的窘境。因此，有人指說：膏肓痛的反覆發作，難以斷根，讓人心生挫折，故而產生久病難治的沮喪感，正所謂「膏肓之疾」，痛苦難治。

真是如此嗎？讓我們來追究出處，看能否窺看些什麼？

> "知疾不可爲也。在肓之上；膏之下；
> 攻之不可；達之不及；藥不至焉；
> 不可爲也。　　　《左傳・成公十年》"

古以「膏」爲心尖脂肪，「肓」爲心臟與隔膜之間。膏肓，即位在胸腔內、心臟間的病症，確實摸不著、碰不得，沒藥可醫。古代的膏肓病症，到底是什麼病症，竟如此兇狠惡毒？

若我們以現代醫學來推論，古代的膏肓病應該就是現代的心臟病，尤其是狹心症引起的心絞痛，其疼痛位在胸腔內，真的是摸不著、碰不到。當患者心絞痛發作時，真如電視電影拍攝的那般，僅能用力緊壓胸口，然後無能為力。即使在醫療技術發達的現代，心臟病都能名列十大死因中的第二名，更何況是古代，可謂名符其實的「不可為也！」

　　現代人的生活與工作模式，雖讓多數人有膏肓痛的困擾，所幸我們所稱的膏肓痛，只是一般的肩胛骨痛，是由肌筋膜症候群、慢性筋膜炎導致的。因此，放心吧！還不至於「無法救治」，只要多注意姿態動作，予以放鬆伸展，配合適度運動，膏肓痛雖易復發，但可痊癒。額外一提，若屬於摸不到、按不著、位在胸腔內（也可能在後背部）、不規則發作的疼痛，請務必進行更精確的檢查。

現象思考 膏肓痛的原因

　　膏肓痛的主要原因，可分為：肌筋膜痛、神經痛與內臟轉移痛。其中，肌筋膜痛常見於姿勢不良，比如：圓肩、聳肩，致使組織受到拉張或緊縮，產生疼痛；神經痛常見於頸椎神經受到壓迫，比如：椎間盤突出、骨刺，進而產生傳導痛、輻射痛；內臟轉移痛常見於心臟、胃部等問題，因神經交會之故，以致身體感受到皮表疼痛。由上可知，病症相同，病因卻天差地別，所以處理病症，首重在找尋病因，如此才能對症治療。

記事雜談 13：吃飯皇帝大！

來猜個謎吧！有「第二個大腦」之稱的臟器，是哪個器官呢？

提示一：這個器官是人體所有臟器中，長得最像大腦。
提示二：這個器官是擁有媲美於大腦的神經元數量。
提示三：這個器官的重量相似於大腦。
提示四：這個器官可以獨立運作，且不受中樞神經控制。
提示五：這個器官相當有個性。

你猜得出來嗎？

答案是腸子，腸子總重量約 1500 毫克，接近於大腦的 1400-1500 毫克。腸子的形狀、皺褶，是人體臟器中長得最像大腦的。有趣的是，腸子有自己的生態圈，可以獨立運作，它不需要聽從大腦指揮，可以自行發號施令，但卻會影響身體，比如：人體80-90% 的血清素（快樂賀爾蒙）產生於消化道。更神奇的是，腸子有自己的個性，若吃下它不喜歡、不需要的食物，身體會產生症狀。另外，當腸子餓時，它會發出吶喊，也就是「咕嚕咕嚕」聲，讓你知道該進食了！

大腦與腸子有何關係呢？說到人類的大腦，雖腦容量高，但卻不是最大，像是虎鯨、大象，都擁有比人類更大的腦。其中，大象的腦重量是人類的三倍以上，所以生物學家認爲大象是最聰明的動物之一。只不過若我們將「腸子」拉進來比較的話，你會發現人類是這些聰明的動物中，大腦體積重量最近接腸子的。

正常來說，動物並不會在發展「腦」下功夫。原因在於，比起花在「看似沒在做事的大腦」，將能量分配到消化系統更為重要。看似沒在做事的大腦，會消耗很多能量嗎？據研究顯示，大腦消耗的能量占全身消耗能量的 20%，比如：我們在唸書時，即使身體不勞動，但肚子就是會餓。因此，若身處古代，擁有一顆耗能的大腦是很麻煩的。為何人類還是能長出這樣的「大」腦呢？演化專家推論，有兩大關鍵幫助人類取得足夠的能量，分別是肉類獲取與火源使用。

肉是一種高等級的能量來源，不管在熱量比重或營養成分，都勝過一般植物或水果。同樣 100g，水果熱量落在 25-100 大卡；肉類則是 150-300 大卡，甚至更多。肉中含有蛋白質，能用來修復組織與發展肌肉；肉中的脂質，是高能量產物，也是合成激素、內分泌的原料之一；肉裡的礦物質，尤其是鐵質，是血液合成不可或缺的材料。因此，一份肉類的攝取，抵過大量的水果。而人類之所以能有穩定「肉類來源」，便與奔跑發展出的狩獵行為有關。

但光有肉還不夠，因為「生肉」並非好消化的食物。據動物學研究，黑猩猩也吃肉，只是牠們咀嚼生肉要花上半天，然後再花上半天消化食物。但熟肉就不同了，烤熟的肉不只讓咀嚼變得容易，也省去消化負擔，甚至在同樣公克數中，熟肉可產生比生肉更高的熱量。此外，熟肉還有額外的好處，比如：利於保存。

尚未學會火的使用前，人類要怎麼吃到熟肉呢？考古推論，遠古與現代的自然環境相似，有時也會因高溫乾燥或天打雷劈，

引起森林大火。來不及逃的動物，就成了「烤肉」，所以不是只有人類愛吃烤肉，其他動物也愛，觀察家中的毛小孩就知道了。

只是自然之火，難以掌控，人類真正能使用火，推估在 142 萬年前。有趣的是，這個時期的直立人（距今 150 萬年 -20 萬年前），腦容量也在此時得到快速發展，從 850g 增加至 1100g。有誰能不愛烤肉、BBQ 呢？人類早在 100 萬年前，就在吃烤肉了。

總體來說，人類能發展大腦，受助於「奔跑狩獵」，藉此獲取高能量的「肉」，加上「火」的使用，讓更多能量進入身體，之後才能完善發育大腦，最終才有此時的科技文明。

現象思考 **消化，比想像中耗能！**

你一定有過這樣的經驗，就是吃飽飯後，好累、好想睡覺。就健康教育所學，我們知道這是因為血液集中到腸胃所致。不過為何血液要往腸胃去呢？實乃消化很需要能量！

追溯遠古，在尚未掌握火源前，古人類其實有個密技，可以幫助他們減少消化能量，並促進吸收，那就是使用工具「分割食物」。研究顯示，切碎的食物可減少消化負擔，產生較多的能量，甚至能更有效進行養分吸收。就生活經驗來說，吞一大塊肉對比小肉絲，腸胃感受可是截然不同。這也是為何生魚片要仰賴廚師的刀工，或是有些患者需要攪碎食物才能進食。

記事雜談 14：放心！你沒有不成功的道理⋯

2013 年，美國哈佛醫學院的遺傳學教授 George Church，從骨骼化石中收集足夠的 DNA 樣本，他們相信可以利用現代醫學科技，複製 3 萬年前的尼安德塔人。爲何這群專家想要複製尼安德塔人呢？主要是覬覦尼安德塔人的「聰明才智」，認爲他們的聰慧可以幫助地球解決問題。

尼安德塔人，擁有所有人屬中，最高的平均腦容量 (1520c.c.)，比現代人的平均腦容量 (1340c.c.) 來得多，所以尼安德塔人是相當聰明的族群。如此聰明的尼安德塔人，爲何會從競爭的舞台中消失呢？目前有三種可信的推論：

1. 氣候變遷

尼安德塔人，爲了避寒而躲進山谷，留在歐洲大陸；相對的，智人選擇攀越山谷來到了非洲大陸，尋找更舒適的環境。只是這場氣候變遷的時間，比想像中還來的長，最後在食物短缺下，尼安德塔人就滅絕了。而選擇**移動**分佈的智人，獲得了續命。追究考古遺跡，尼安德塔人的遺址分佈在歐亞山谷，沒有進入非洲大陸。

2. 食物短缺

因爲氣候變遷下，食物短缺，古人類被迫遠離原居住地，離開山脈，浪跡至海岸 (地中海)。在食物短缺時，智人**改變食性**，選擇嘗試不同的食物，而尼安德塔人則沒有。因

此，尼安德塔人消失在歷史的舞台。追究考古遺跡，迫居海岸線附近的智人遺址，考察發現很多「貽貝殼」。但對當時而言，貽貝並非古人類熟悉的食物。

3. 競爭淘汰

尼安德塔人，有強健的骨骼結構，比智人更強壯，是當時最強健的狩獵者。但智人擁有比尼安德塔人更發達的額葉、顳葉。**前額葉皮質**，有助克制衝動、理解他人，進而分享訊息、快速溝通，以便進行合作。顳葉，則是記憶任務，理解影像與味道，連結經驗，使得現代人善於使用語言與記憶。兩者相輔相成下，讓智人可以構建策略、解讀線索、推論資源，以及創新工具，讓智人更有效完成狩獵與採集，故在競爭生存下，尼安德塔人自然被淘汰。追究考古遺跡：在數百個考古遺址中，證實尼安德塔人缺少現代人製造新工具、接納新行為以及透過藝術表達的能耐。

所以，論身體素質、大腦聰穎程度，尼安德塔人確實勝過智人，但智人擁有更寶貴的特質，比如：勇於冒險（攀越山脈）、好奇嘗鮮（新式食物）、創造創新（新工具設計）、理解合作（額葉）、連結分享（顳葉）…等，上述這些特質，你不覺得挺熟悉的嗎？你身上的血液與基因，一切都蘊含此特性，身為「智人」後裔的你，早已具備「成功」的條件，感動嗎？

1. Carvalho, S.《Chimpanzee carrying behavior and the origins of human bipedality, 2012》

2. C. Ramírez《Prevalence of sacroiliac joint dysfunction and sacroiliac
   pain provocation tests in people with low back pain,2018》

3. Cohen SP 《Sacroiliac joint pain: a comprehensive review of
   epidemiology, diagnosis and treatment,2013》

4. Lesley Smallwood Lirette《Coccydynia: An Overview of the
   Anatomy, Etiology, and Treatment of Coccyx Pain,2014》

5. Maigne JY《Chronic coccydynia in adolescents,2011》

6. Maigne JY《Causes and mechanisms of common coccydynia:
   role of body mass index and coccygeal trauma,2000》

7. Jo Jordon《Herniated lumbar disc, 2009》

8. Bozzao《Lumbar disk herniation：MR imaging assessment of
   natural history in patients treated without surgery,1992》

9. Keith L Moore《Essential clinical anatomy,2007》

10. Michael PriceJun《How chimps outmuscle humans,2017》

11. Thomas W. Myers《Anatomy Trains,2009》

12. Zachos, J.《Trends, rhythms, and aberrations in global climate65 Ma to present,2001》

13. Kingston, J. D.《Shifting adaptive landscapes: Progress and challenges
    in reconstructing early hominid environment,2007》

14. Carvalho, S. 等《Chimpanzee carrying behavior and the origins of human bipedality, 2012》

15. Sockol, M. D. 等《Chimpanzee locomotor energetics and the origin of human bipedalism, 2007》

16. Marlowe, F. W.《The Hadza: Hunter-Gatherers of Tanzania, 2010》

17. Nathan E. Thompson《Surprising trunk rotational capabilities in chimpanzees
    and implications for bipedal walking proficiency in early hominins,2015》

18. Steven H. Collins《Dynamic arm swinging in human walking,2009》

19. Leslie Klenerman《The Human Foot: A Companion to Clinical Studies,2006》

20. Bojsen Meller F.《Anatomy of the forefoot, normal and pathologic.,1979》

21. Janet Hughes《The importance of the toes in walking.,1990》

22. Sheree Nix《Prevalence of hallux valgus in the general population:
    a systematic review and meta-analysis,2010》

23. Jeremy M .& Gill SV.《Brief communication: a midtarsal (midfoot) break in the human foot,2013》

24. Latimer,B. & C.O. Lovejoy《Hallucal tarsomertatarsal Joint in Australopithecus afarensis,1990》

25. Aiello L. C.《Human Evolutionary Anatomy,1990》

26. Hussam K El-Kashlan《Evaluation of Clinical Measures of Equilibrium,1998》

27. Shelley Elizabeth Taylor《Biobehavioral responses to stress in
     females: Tend-and-befriend, not fight-or-flight.,2010》

28. Alexander R.M.《Energy-saving mechanisms in walking and running,1991》

29. Carrier D. R.《The energetic paradox of human and hominid devolution,1984》

30. D. E. Lieberman《Endurance running and the evolution if Homo,2004》

31. Ker R. F.《The spring in the arch of the human foot,1987》

32. Giddings, VL《Calcaneal loading during walking and running.
     Medicine and science in sports and exercise. 2000》

33. Paul W. Ackermann《Tendon Regeneration：Understanding Tissue Physiology
     and Development to Engineer Functional Substitutes,2015》

34. D. E. Lieberman《The human gluteusmaximus and its role in running,2006》

35. Christopher Arellano《The effects of step width and arm swing on
     energetic cost and lateral balance during running,2011》

36. Larson, Susan G.《Evolutionary Transformation of the hominin shoulder,2007》

37. Rachel Abrams《Shoulder Dislocations Overview,2019》

38. Timporn Vitoonpong《Shoulder Subluxation,2018》

39. Picavet HS《Musculoskeletal pain in the Netherlands: prevalences,
     consequences and risk groups, the DMC3-study,2003》

40. K Greving《Incidence, prevalence, and consultation rates of
     shoulder complaints in general practice,2011》

41. Pribicevic M《The Epidemiology of Shoulder Pain: A Narrative
     Review of the Literature. In Pain in Perspective,2012》

42. Fred Spoor《The primate semicircular canal system and locomotion,2007》

43. Marwan El Khoury《The Human Semicircular Canals Orientation Is
     More Similar to the Bonobos than to the Chimpanzees,2014》

44. Ying-Ta Lai《Epidemiology of Vertigo: A National Survey,2007》

45. Hannelore K. Neuhauser《The Epidemiology of Vertigo and Imbalance,2013》

46. R. Teggi《Point prevalence of vertigo and dizziness in a sample of
     2672 subjects and correlation with headaches,2016》

47. Lin Yang, PhD《Trends in Sedentary Behavior Among the US Population, 2001-2016,2019》

48. S. C. Shaw《Epidemiology of Sarcopenia: Determinants Throughout the Lifecourse,2017》

49.《Computer and Internet use at work in 2003》

50. Scharoun《Hand preference, performance abilities, and hand selection in children,2014》

51. Grolier International, Inc.《The Encyclopedia Internationa,1980》

52. Michael Barsley《The Left-Handed Book,1969》

53. Dáfne dos Santos Ribeiro《Prevalence of chronic pain and analysis
    of handgrip strength in institutionalized elderly,2019》

54. C.A. Armstrong《A COMPARISON OF DOMINANT AND
    NON-DOMINANT HAND STRENGTHS,1999》

55. Incel NA《Grip strength: effect of hand dominance,2002》

56. Ay e Özcan《Comparison of Pressure Pain Threshold, Grip Strength, Dexterity and Touch Pressure
    of Dominant and Non-Dominant Hands within and Between Right- and Left-Handed Subjects,2004》

57. Wall BT《Substantial skeletal muscle loss occurs during only 5 days of disuse,2014》

58. Bender T.《The effect of physical therapy on beta-endorphin levels,2007》

59. Field T《Cortisol decreases and serotonin and dopamine increase following massage therapy,2005》

60. Kit Laughlin《Stretching & Flexibility,2014》

61. Keiko Miyamoto《Dietary diversity and healthy life expectancy—
    an international comparative study,2018》

62. Anika Knüppel《Sugar intake from sweet food and beverages, common mental
    disorder and depression: prospective findings from the Whitehall II study,2017》

63. V. Lobo《Free radicals, antioxidants and functional foods: Impact on human health,2010》

64. Frances E. Mount《valuation of Neutral Body Posture on Shuttle Mission STS-57,2004》

65. Perez-Lloret S《Effects of different "relaxing" music styles on the autonomic nervous system,2014》

66. Tariq Ashraf1《Prevalence of Flat Foot and High Arch Foot among undergraduate
    Physical Therapy students by using Navicular Drop Test,2017》

67. R. Wo niacka《Body weight and the medial longitudinal foot
    arch: high-arched foot, a hidden problem？2013》

68. Jinks C. et al.《Measuring the population impact of knee pain and disability with the
    Western Ontario and McMaster Universities Osteoarthritis Index (WOMAC),2002》

69. Nguyen US et al.《Increasing prevalence of knee pain and symptomatic
    knee osteoarthritis: survey and cohort data.,2011》

70. Yukitoshi Aoyagi《Steps per day: the road to senior health,2009》

71. Benjamin J. Fregly《Gait Modification to Treat knee Osteoarthritis,2012》

72. Chang A.《The relationship between toe-out angle during gait and
    progression of medial tibiofemoral osteoarthritis.2007》

73. Williams CM《An exploration of emergency department presentations
    related to high heel footwear in Victoria, Australia, 2006-2010.》

74. T.H. Retchford《Can local muscles augment stability in the hip？A narrative literature review,2013》

75. Chris Littlewood《Epidemiology of Rotator Cuff Tendinopathy: A Systematic Review,2017》

76. Matthew Varacallo《Proximal Biceps Tendinitis and Tendinopathy,2019》

77. Henriksen EJ《Effects of acute exercise and exercise training on insulin resistance,2002》

78. Brum PC《Exercise training increases baroreceptor gain
    sensitivity in normal and hypertensive rats,2000》

79. Frank A. Dinenno《Age-associated arterial wall thickening is related to
    elevations in sympathetic activity in healthy humans,2000》

80. Maeda S《Effects of exercise training of 8 weeks and detraining on plasma levels of
    endothelium-derived factors, endothelin-1 and nitric oxide, in healthy young humans》

81. M. Harold Laughlin《Control of Blood Flow to Cardiac and Skeletal Muscle During Exercise,2011》

82. Halbert JA《Exercise training and blood lipids in hyperlipidemic and
    normolipidemic adults: a meta-analysis of randomized, controlled trials,1999》

83. Kodama S《Effect of aerobic exercise training on serum levels of high-
    density lipoprotein cholesterol: a meta-analysis,2007》

84. Kelley GA《Aerobic exercise and lipids and lipoproteins in patients with
    cardiovascular disease: a meta-analysis of randomized controlled trials,2006》

85. Kraus WE《Effects of the amount and intensity of exercise on plasma lipoproteins,2002》

86. Slentz CA《Inactivity, exercise training and detraining, and plasma lipoproteins.
    STRRIDE: a randomized, controlled study of exercise intensity and amount》

87. Ikegame M《Melatonin is a potential drug for the prevention of bone loss during space flight,2019》

後記

回想五年前 (2015)，是我開始萌生寫作想法的時間點。那個時期，網路媒介已經相當盛行了，不管是快要沒落的「部落格」，日正當中的「臉書、Youtube」，還是即將興起的「直播」，都是很好的資訊傳播管道。相比之下，「書」這樣的元素已是夕陽黃昏，苟延殘喘。身處如此的環境，若要傳遞想法與觀念，「書」不可能是首選，但我仍然選擇以「書」的形式來發表，我給自己的理由是：文章（部落格、臉書）是片段的，影片（YouTube、直播）容易被精簡，唯有「書」才能完整豐富、系統連貫地描繪事物的本質。

真的是如此嗎？那只是藉口罷了！我想真正的原因應該是「書」帶給我的兒時回憶吧！在網路不普及的過去，孩童獲取知識資訊的來源就是「書」，不管是童話故書、百科全書，還是遊戲秘笈，都陪伴了我們大半童年。至今，我依舊能強烈感受第一本故事書的感動、第一本百科全書的震撼，還有第一本攻略秘笈的驚喜。這裡不得不提一下攻略秘笈，由於當時的電玩遊戲都是日文，遊戲「卡關」頗為常見，此時若能獲知攻略或取得秘笈，進而通關或破關，這可是一件不得了的大事啊！

回想我們的一生，不也是如此！人生會卡關，生活會卡關，身體也會卡關。但卡關沒什麼大不了，只要你能找到攻略方法順利通關，不就好了嗎？為了讓各位獲取「攻略」，我花了 1-2 年彙整，再花 1-2 年編寫，成書時的原稿約有 28 萬個字與上百幅的

畫，然而這個數量實在過於龐大，以致書的製作與閱讀，都形成了一股強烈的壓力。取捨是必然，但實在不易。因此我又花了1年在刪修，刪掉艱澀難懂的醫學知識、刪掉少見的臨床案例、刪掉與主題無關的演化研究…等，最終精簡成一本12萬字左右的書。如此的書，作為人體攻略手冊，肯定遠遠不足。但若能予以指引，激起各位的興趣或共鳴，進而重新認識身體或環境，這就值得了！這些未被編列的內容，未來我會以網路或其他形式來呈現，若你對這樣的主題有興趣的話，請記得「尋找，就必尋見」。

「痠痛」這詞，看似簡單不過，但要追根究柢，就像深不見底的無底洞，難以一一探究。我個人能力有限，只能將學識經驗、臨床觀察、現行研究與現象體悟…等，化作「言語」，盡可能描述其樣貌，然而百密恐有疏漏，屆時盼望先進，不吝指教。再者，知識的發展是日新月異，就像十七世紀時，牛頓理解的「光」是粒子，惠更斯理解的「光」是波動，直到二十世紀的愛因斯坦提出「波粒二象性」，才讓我們更接近「光」的真相。演化也是如此，過去認為古人猿是因氣候變遷被迫離開森林，爾後才發展出直立與行走，此假說也是著名的「莽原假說」。然而最新的考古發現，早在氣候變遷前，古人猿在樹居時就已經發展出雙足直立的特徵，推翻了長久以來的假說。因此，有朝一日，這本書的見解或定論，無可避免會被推翻或成為落伍之詞。在那一天來臨前，願本書一切有用的知識或觀念，都能成為你「通關」的攻略。

國家圖書館出版品預行編目資料

疼痛迷宮：給勇者們的攻略指南 / 林俊杰著 . -- 初版 . --
新北市：溯源顧問工作室 , 2021.01
352 面；14.8x21 公分
ISBN 978-986-06063-0-0 (平裝)

1. 疼痛醫學　2. 健康法

415.942　　　　　　　　　　　　　　　　109022328

疼痛迷宮

作者：林俊杰
封面設計：林俊杰、傅柏鈞
美術編輯：傅柏鈞
美術團隊：陳于安、許智陽、林承歡
出版單位：溯源顧問工作室
地址：22065 新北市板橋區民族路 222 巷 2 號 1 樓
網址：https://trace-harmonic.com/
E-mail：z9074025@gmail.com
出版時間：2021 年 1 月
代理經銷：白象文化事業有限公司
地址：台中市東區和平街 228 巷 44 號
電話：(04) 2220 8589
傳真：(04) 2220 8505
版次：初版
定價：台幣 480 元
ISBN：978-986-06063-0-0